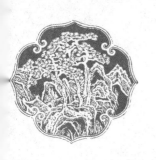

中国民间医学丛书

中国民间灸法绝技

林 红 杨殿兴 编著

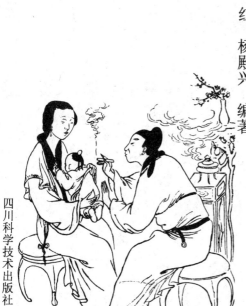

四川科学技术出版社

图书在版编目（CIP）数据

中国民间灸法绝技/林红，杨殿兴编著.—成都：
四川科学技术出版社，2007.8（2025.2重印）
（中国民间医学丛书）
ISBN 978-7-5364-6229-8

Ⅰ．中…Ⅱ．①林…②杨…Ⅲ．针灸疗法
Ⅳ．R245

中国版本图书馆CIP数据核字(2007)第107025号

中国民间医学丛书
中国民间灸法绝技
ZHONGGUO MINJIAN JIUFA JUEJI

编　著　林　红　杨殿兴

出 品 人　程佳月
责任编辑　李迎军
助理编辑　王天芳
营销编辑　刘　成　邓玉玲　程东宇
封面设计　李　庆
责任出版　欧晓春
出版发行　四川科学技术出版社
　　　　　成都市锦江区三色路238号　邮政编码 610023
　　　　　官方微博 http://weibo.com/sckjcbs
　　　　　官方微信公众号　sckjcbs
　　　　　传真 028-86361756
成品尺寸　146 mm×210 mm
印　　张　6.25　字数　150　千
印　　刷　四川机投印务有限公司
版　　次　2007年8月第 1 版
印　　次　2025年2月第 11 次印刷
定　　价　58.00元

ISBN 978-7-5364-6229-8

邮　　购：成都市锦江区三色路238号新华之星A座25层　邮政编码：610023
电　　话：028-86361770

丛书主编

刘光瑞

丛书编委会

刘光瑞　刘少林
林　红　杨殿兴

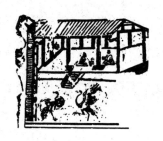

前 言

火的使用,导致灸法的发明。

远古时期,人们在用火烘烤食物或取暖时,不慎受到烧灼,反而减轻或治愈了某些病痛,由此,使人们逐渐认识到了火能治病。从原始的用树枝做燃料,到艾灸的应用,经历了一个漫长的历史过程。

灸法历史悠久,源远流长,起源于远古,发展于历代,流传于民间,是我们中华民族祖先创造的一种独特的防病治病方法,它具有操作简便,见效迅速,疗效神奇的特点,集简、验、廉、便于一体,在民间广为流传,深受欢迎。晋代名医陈延之总结得好:"夫针须师乃行,其灸则凡人便施。"这正是灸法在民间百姓中流传甚广的原因之一。

为了发扬光大祖国医学这一瑰宝,造福于人民,我们深入民间,广收博采,悉心研究,征之临床,提撷精华,编写了这本《中医民间灸法绝技》。

全书以简便、实用、有效为原则,博采民间灸法精华,重点介绍了民间三大类(艾火灸、天灸、其他火热灸)灸疗方法,总计50余种,内容丰富。精选灸疗作用显著的各科病证66种,每病之中有各种不同的民间灸法供选用,简便易行,实用有效。书中插图80幅,形象直观,通俗易懂。

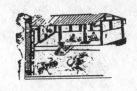

本书在编写过程中,承蒙广大中医界同仁和民间医生的大力支持,特在此致以衷心的感谢!杨秀华女士为本书绘制了部分图稿,在此也一并致谢!囿于水平,书中罅漏之处,尚希读者赐教指正。

成都中医药大学　林　红　杨殿兴

2007 年 2 月　于　蓉

中国民间灸法绝技

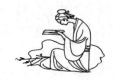
目　录

概　述 …………………………………………………… 1

第一章　灸法旨要 …………………………………… 4

第一节　施灸材料 …………………………………… 4

一、艾绒 ……………………………………………… 4

二、艾条 ……………………………………………… 5

三、其他 ……………………………………………… 6

第二节　民间常用灸法 ……………………………… 6

一、艾火灸 …………………………………………… 6

（一）艾炷灸 ………………………………………… 6

1.直接灸 ……………………………………… 7

1）瘢痕灸 …………………………………… 7

2）无瘢痕灸 ………………………………… 8

附　三角灸 ………………………………… 9

2.间接灸 ……………………………………… 9

1）隔姜灸 …………………………………… 9

2）隔蒜灸 …………………………………… 10

附　长蛇灸 ………………………………… 10

3）隔葱灸 …………………………………… 11

4）隔盐灸 …………………………………… 11

5）隔附子饼灸 ……………………………… 11

6）隔胡椒灸 ………………………………… 11

7）隔巴豆灸 ………………………………… 12

8）隔黄土灸 ………………………………… 12

9）隔碗灸 …………………………………… 12

10）隔核桃壳眼镜灸 ……………………… 12

11）隔面灸 ………………………………… 13

12）隔药饼灸 ……………………………… 13

13）大灸法 ………………………………… 13

（二）艾条灸 ………………………………… 16

1. 悬灸 ……………………………………… 16

1）温和灸 ………………………………… 16

2）雀啄灸 ………………………………… 17

3）回旋灸 ………………………………… 17

2. 实按灸 …………………………………… 17

1）太乙神针 ……………………………… 18

2）雷火神针 ……………………………… 20

附1 百发神针 …………………………… 21

附2 三气合痹针 ………………………… 21

附3 消癖神火针 ………………………… 21

附4 阴证散毒针 ………………………… 21

附5 艾火针衬垫灸 ……………………… 21

3. 温针灸 …………………………………… 22

（三）温灸器灸 ……………………………… 22

1. 温筒灸 …………………………………… 23

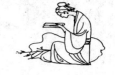

中国民间医学丛书

　　　2. 温盒灸 ·· 23

　　　3. 苇管器灸 ·· 24

二、其他火热灸法 ·· 26

　　(一)灯火灸 ··· 26

　　(二)桑枝灸 ··· 26

　　(三)桃枝灸 ··· 27

　　(四)竹茹灸 ··· 27

　　(五)麻叶灸 ··· 27

　　(六)黄蜡灸 ··· 27

　　(七)火柴头灸 ··· 28

　　(八)药捻灸 ··· 28

　　(九)药锭灸 ··· 28

　　　1. 硫姜灸 ··· 28

　　　2. 阳燧锭灸 ·· 29

　　　3. 香硫饼灸 ·· 29

　　　4. 救苦丹灸 ·· 30

　　(十)火棉灸 ··· 30

　　　1. 拍打灸 ··· 30

　　　2. 贴棉灸 ··· 30

　　(十一)药线灸 ··· 31

三、天灸法 ·· 31

　　(一)白芥子灸 ··· 31

　　(二)斑蝥灸 ··· 32

　　(三)蒜泥灸 ··· 32

　　(四)吴茱萸灸 ··· 32

　　(五)毛茛灸 ··· 33

目
录

（六）旱莲灸 ……………………………… 33

（七）蓖麻子灸 …………………………… 33

（八）甘遂灸 ……………………………… 33

（九）药物敷灸 …………………………… 33

第三节 灸疗的作用及适应证 …………… 34

一、疏风解表,温散寒邪 ………………… 34

二、温通经络,活血逐痹 ………………… 34

三、温中散寒,升阳举陷 ………………… 34

四、温阳补虚,回阳固脱 ………………… 35

五、行气活血,消瘀散结 ………………… 35

六、通经活络,拔毒泄热 ………………… 35

七、防病保健,益寿延年 ………………… 36

（一）健脾益胃,固护后天 ……………… 36

（二）培补元气,预防疾病 ……………… 36

（三）通调气血,保健强身 ……………… 37

第四节 灸法的取穴原则及补泻方法 …… 37

一、灸法的取穴原则 …………………… 37

（一）循经取穴 …………………………… 37

（二）局部取穴 …………………………… 38

（三）随证取穴 …………………………… 38

二、灸法的补泻方法 …………………… 39

第五节 灸疗注意事项 …………………… 39

第二章 常用灸疗经穴 …………………… 42

第一节 十四经常用灸穴 ………………… 42

一、手太阴肺经 …………………………… 42

二、手阳明大肠经 ………………………… 44

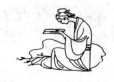

三、足阳明胃经 ……………………………… 47

四、足太阴脾经 ……………………………… 53

五、手少阴心经 ……………………………… 57

六、手太阳小肠经 …………………………… 58

七、足太阳膀胱经 …………………………… 60

八、足少阴肾经 ……………………………… 64

九、手厥阴心包经 …………………………… 68

十、手少阳三焦经 …………………………… 70

十一、足少阳胆经 …………………………… 72

十二、足厥阴肝经 …………………………… 75

十三、任脉 …………………………………… 78

十四、督脉 …………………………………… 79

第二节　经外奇穴常用灸穴 ………………… 82

一、头部 ……………………………………… 82

二、胸腹部 …………………………………… 84

三、背腰部 …………………………………… 86

四、上肢部 …………………………………… 87

五、下肢部 …………………………………… 89

第三章　常见病民间灸法 …………………… 93

第一节　内科病证 …………………………… 93

一、中风 ……………………………………… 93

二、眩晕 ……………………………………… 95

三、头痛 ……………………………………… 97

四、面瘫 ……………………………………… 98

五、痹证 ……………………………………… 100

六、痿证 ……………………………………… 103

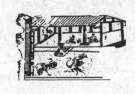

七、感冒 ……………………………………… 104

八、咳嗽 ……………………………………… 106

九、哮喘 ……………………………………… 108

十、肺痨 ……………………………………… 110

十一、胸痹 …………………………………… 112

十二、失眠 …………………………………… 114

十三、惊悸 …………………………………… 115

十四、癫痫 …………………………………… 116

十五、脱证 …………………………………… 118

十六、瘿气 …………………………………… 120

十七、胃下垂 ………………………………… 121

十八、腹痛 …………………………………… 122

十九、胁痛 …………………………………… 125

二十、泄泻 …………………………………… 126

二十一、便秘 ………………………………… 128

二十二、脱肛 ………………………………… 130

二十三、水肿 ………………………………… 131

二十四、癃闭 ………………………………… 131

二十五、淋证 ………………………………… 133

二十六、阳痿 ………………………………… 134

二十七、遗精 ………………………………… 136

二十八、腰痛 ………………………………… 137

二十九、不育症 ……………………………… 139

第二节 妇科病证 …………………………… 141

一、月经不调 ………………………………… 141

二、痛经 ……………………………………… 141

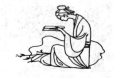

三、闭经 ……………………………… 144

四、崩漏 ……………………………… 145

五、带下 ……………………………… 147

六、胎位不正 ………………………… 149

七、滞产 ……………………………… 149

八、胞衣不下 ………………………… 150

九、产后恶露不绝 …………………… 151

十、产后血晕 ………………………… 151

十一、产后缺乳 ……………………… 152

十二、子宫脱垂 ……………………… 153

十三、不孕症 ………………………… 155

第三节　儿科病证 …………………… 156

一、痄腮 ……………………………… 156

二、百日咳 …………………………… 158

三、疳积 ……………………………… 159

四、泄泻 ……………………………… 159

五、遗尿 ……………………………… 161

六、疝气 ……………………………… 163

第四节　外科病证 …………………… 164

一、疖肿 ……………………………… 164

二、乳痈 ……………………………… 165

三、肠痈 ……………………………… 166

四、痔疮 ……………………………… 167

五、腱鞘囊肿 ………………………… 168

六、扭伤 ……………………………… 169

七、落枕 ……………………………… 170

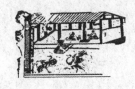

八、颈椎综合征 ……………………… 171

第五节　皮肤科病证 ……………………… 172

　一、带状疱疹 ……………………… 172

　二、神经性皮炎 ……………………… 173

　三、银屑病 ……………………… 175

　四、白癜风 ……………………… 176

　五、冻疮 ……………………… 177

　六、鸡眼 ……………………… 178

　七、寻常疣 ……………………… 179

第六节　五官科病证 ……………………… 180

　一、睑腺炎 ……………………… 180

　二、结膜炎 ……………………… 181

　三、过敏性鼻炎 ……………………… 183

中
国
民
间
灸
法
绝
技

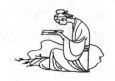

概　述

　　据考古证明,我国在距今 50 万年以前就已经开始使用火,从北京周口店发掘"北京猿人"的含骨化石的地层中,发现有旧时器时代晚期遗留的灰烬、烧过的动物骨骼和燃烧过的土石。火的应用,为灸法提供了必要的条件。人类在烤火取暖的基础上,逐渐发现用兽皮、树皮包上烧热的石块或砂土作局部取暖,可以更长久地保持温度。经过不断实践,人们逐渐体会到,局部取暖还可以消除某些病痛,例如,因受冷而引起的腹痛和因寒湿造成的关节痛等,这就是原始的热熨法。以后又经过无数次的反复实践,不断改进,用树枝或干草作燃料,进行局部固定的温热刺激,治愈了更多的疾病,逐渐形成了灸法。

　　灸疗的出现和艾的应用,经历了一个漫长的历史过程。汉代许慎在《说文解字》中说:"灸,灼也。"说明灸疗就是应用烧灼的方法治病。1973 年,长沙马王堆汉墓中出土的一些有关医学帛书,约成书于周代,距今 3 000 多年,其中《足臂十一脉灸经》和《阴阳十一脉灸经》,除了指出经脉循行部位和所主疾病外,还明确了当时对这些疾病都是用灸法治疗的,证明了灸法的历史渊源。约成书于战国时代的《黄帝内经》,对灸疗的起源以及各种灸法记述颇详,《素问·异法方宜论》说:"藏寒生满病,其治宜灸焫。"《灵枢·官能》指出:"针所不为,灸之所宜。""阴阳皆虚,

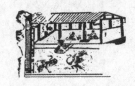

火自当之。"《灵枢·背俞》在强调背俞穴的治疗方法时曾指出："灸之则可,刺之则不可。气盛泻之,虚则补之。"这说明灸法有针刺法所不能代替的优越性和适应证。三国曹操之子魏东平王曹翕专门研究灸法,撰集的《曹氏灸方》七卷,为最早的灸疗专著。唐代孙思邈注重灸量,对有的顽疾施灸的壮数多达几百壮,有胆有识,在他的《千金方》中记载了众多灸法,如隔蒜灸、黄蜡灸、隔盐灸、黄土灸等。与孙思邈同时代的王焘,在《外台秘要》中强调:"至于火艾,特有奇能,虽曰针、汤、散,皆所不及,灸为其最要。"他还强调灸为"医之大术,宜深体之,要中之要,无过此术。"灸法源远流长,历代皆有发展,在民间应用甚广,"若要身体安,三里常不干",即是民间广为流传的养生谚语。

灸法是中华民族的祖先长期同疾病作斗争创造的一种独特的治疗方法,本书将专门论述。

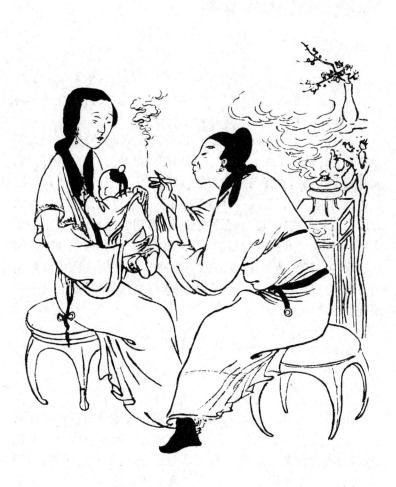

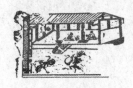

第一章　灸法旨要

　　《医学入门》中说:"药之不及,针之不到,必须灸之。"灸法能够补充针药之不足。灸法,是利用燃烧某些材料产生的温热,或利用某些药物直接与皮肤接触,刺激身体的一定部位(穴位),以达到防病治病目的的一种治疗方法。它可以借助灸火的温热力以及药物的作用,通过经络的传导,起到温通气血,扶正祛邪作用,达到治病和保健的目的。它能治疗用针、药效果较差的某些病证,或与针、药并用,更能提高疗效。加之灸法所用材料简便易取,方法易学,所以灸法是民间老百姓最常用、最受欢迎的治病方法之一。

第一节　施灸材料

一、艾　绒

　　几千年来,灸法一直使用艾叶,一般认为这是最好的灸疗材料。艾叶全国各地均有,以湖北蕲州李时珍的家乡所产的艾质量最好,称为蕲艾。采集的季节是五月,过端午节的时候,人们以菖蒲、艾蒿作为端午节的点缀,"家家蒲艾过端阳",这是人们由来已久的风俗习惯。

　　关于艾叶的性能,《本草纲目》载:"艾叶能灸百病。"《本草

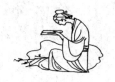

从新》说:"艾叶苦辛,生温,熟热,纯阳之性,能回垂绝之阳,通十二经,走三阴,理气血,逐寒湿,暖子宫……以之灸火,能透诸经而除百病。"说明用艾叶作施灸材料,有通经活络,祛除阴寒,消肿散结,回阳救逆等作用。现代药理研究发现,艾叶挥发油含量多,1,8 - 桉叶素占 50% 以上,其他有 α - 侧柏酮、倍半萜烯醇及其酯。风干叶含矿物质 10.13%,脂肪 2.59%,蛋白质 25.85%,以及维生素 A、B_1、B_2、C 等。灸用艾叶,一般越陈越好,故有"七年之病,求三年之艾"(《孟子》)的说法。

艾绒是用干燥的艾叶捣研后除去杂质而成,柔软如绒,故称艾绒。艾绒按加工(捣筛)程度不同,分粗细几种等级,一般可根据治疗的需要选用。如直接灸要用细艾绒,间接灸可用粗艾绒。劣质的艾绒生硬而不易团聚,燃烧时常易爆散落而灼伤皮肤,需加注意。艾叶经过加工,制成细软的艾绒,更具优点:其一,便于搓捏成大小不同的艾炷,易于燃烧,气味芳香;其二,燃烧时热力温和,能穿透皮肤,直达深部。

艾绒要注意储存保管。平时可放在干燥的容器内,注意防止潮湿和霉烂,每年当天气晴朗时要反复曝晒几次。

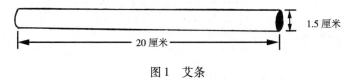

1.5 厘米

20 厘米

图 1 艾条

二、艾 条

艾条是以艾绒为材料制成的,一般分为无药艾条和有药艾条两种。无药艾条是取艾绒 24 克,平铺在 26 厘米长、20 厘米宽,质地柔软疏松而又坚韧的桑皮纸上,再卷成直径约 1.5 厘米的圆柱形,越紧越好,最后用胶水或糨糊封口而成。也有在艾绒

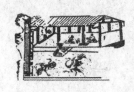

中掺入其他药物粉末的,称有药艾条,简称药条。掺入的药物因治疗病证不同而各异,常用的为:肉桂、干姜、丁香、木香、独活、细辛、白芷、雄黄、苍术、没药、乳香、川椒各等份,研为细末,每支药条在艾绒中掺药6克。

三、其　他

民间除了应用艾叶作为施灸材料外,还喜用其他材料作为火热灸热源,常用的有:灯心草、桑枝、桃枝、竹茹、大麻叶、火柴等。另外,还选用一些药物作为施灸材料。施灸的药物分为三种:一种是有刺激性能引起皮肤发泡的药物,如毛茛、甘遂、斑蝥、白芥子、吴茱萸、旱莲草、蒜泥等,这种方法是一种天然灸法,故又称为天灸;另一种药物为隔药灸中的药物,如姜、葱、蒜、盐、附子等,还可将复方药物研末做成药饼,隔药饼施灸,有艾灸与药物的双重作用;还有一种是用辛香走窜、有一定刺激性、皮肤易吸收的药物,做成药饼敷贴穴位,类似于天灸,一般称为药物敷灸。

第二节　民间常用灸法

一、艾火灸

(一)艾炷灸

将艾绒用手搓捏成锥形艾团,称为艾炷。艾炷小者如麦粒大,称小炷;中等如半截枣核大,称中炷;大者如半截橄榄大,称大炷。注意在搓捏艾炷时,用拇、食、中三指一边捏一边旋转,一定要搓紧。施灸时,每烧尽一个艾炷,称为一壮。灸治时,即以艾炷的大小和壮数的多少来掌握刺激量的轻重。一般而言,少者1～3壮,

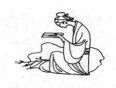

多者数 10 壮,乃至数百壮(指分次灸治的累积总数)。民间有"灸之生熟"的说法,所谓"生"、"熟",是指施灸的多少,"生"是少灸的意思,"熟"是多灸的意思。《外台秘要》说:"凡灸有生熟,候人盛衰及老少也。衰老者少灸,盛壮强实者多灸。"概括地说,凡病初起,年轻体壮者,宜多灸,艾炷宜大;久病、年老体弱者,宜少灸,艾炷宜小;头面、胸部、四肢末端,皮薄而多筋骨处,宜少灸小炷;腰背、腹部、两股,皮厚而肉多处,多灸大炷无妨。

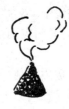

图 2　艾炷

　　艾炷灸分为直接灸和间接灸两种。一般来说,直接灸宜用小炷,间接灸宜用中炷、大炷。

　　1. 直接灸

　　直接灸,是将艾炷直接放置于施灸部位的皮肤上,根据灸后有无烧伤化脓,又分为瘢痕灸和无瘢痕灸,或称为化脓灸和非化脓灸。

　　1)瘢痕灸:又称"化脓灸"。根据施灸部位不同,选择小、中艾炷直接放在穴位上施灸,一般以小炷常用,又称"麦粒灸"。施灸前用大蒜汁或凡士林涂敷施灸部位,以增加黏附和刺激作用,然后放置艾炷用线香点燃施灸。每壮艾炷必须燃尽,除去灰烬后,方可继续加炷施灸。一般灸 5～7 壮。因施灸时疼痛较剧,灸后会化脓并留有瘢痕,所以,灸前必须征得患者的同意及合作。对于施灸中产生的疼痛,可用手在施灸部位周围轻轻拍打,

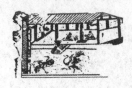

以缓解灼痛。有的可将质量浓度为2克/升（0.2%）的盐酸普鲁卡因1～2毫升注射入施灸穴位皮内或皮下，无痛后再灸，或用中药外涂局麻后无痛施灸。具体方法是：取川乌、细辛、花椒各30克，蟾酥1.8克，用体积分数为75%的酒精300毫升浸泡24小时后，取棕红色上清液，用消毒棉球涂于施灸穴位，1～5分钟达局部麻醉后即可施灸。灸后施灸部位往往被烧破，甚至呈焦黑色，可用一般药膏贴于创面，在正常情况下，灸后一周左右，施灸部位化脓，称为"灸疮"。这种灸疮是一种无菌性化脓反应，如脓液多，膏药应勤换，经5～6周后，灸疮自行痊愈，结痂脱落，留下瘢痕。

在灸疮化脓时，注意局部清洁，以防感染。正常的无菌性化脓，脓色较淡，多为白色；若感染细菌而化脓，脓色多呈黄绿色。患者在灸疮出现时可多吃富有营养的饮食，促使灸疮的正常透发，有利于提高疗效。

化脓灸，使局部组织经烫伤后产生无菌性化脓现象，能改善体质，增强机体的抗病力，从而起到治疗和保健作用。《针灸资生经》中曾说："凡着艾得灸疮，所患即瘥，若不发，其病不愈。"把灸疮的发或不发看成是取得疗效的关键。本灸法具有扶正固本，祛痰平喘，消瘰散结之功，对哮喘、慢性胃肠病，体质虚弱，瘰块，发育障碍等病证多采用本法。此法亦用于健身防病。

2）无瘢痕灸：又称非化脓灸。根据部位不同，选择小、中艾炷施灸。先将施灸部位涂以少量大蒜汁或凡士林，以增加黏附作用，再放上艾炷点燃，当艾炷燃剩2/5左右，病人感到灼痛时，马上用镊子将艾炷夹去或压灭，更换新艾炷再灸。一般灸3～5壮，以局部皮肤充血起红晕为度。本灸法具有调和气血，温里回阳，消瘀散结，散寒蠲痹等功效，适用于内、外、妇、儿、五官等各科多种病证，因其不留疤痕，易为病人所接受。

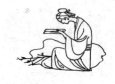

　　附　　三角灸:三角灸属艾炷直接无瘢痕灸法。因其所取穴位的连线呈三角形,故称为三角灸。取穴:用细绳一条或细棍一根,量取患者两口角之间的长度,以此长度作等边三角形,顶角置于脐中,底边呈水平位,两底角处,即为施灸的穴位,以笔作记号。

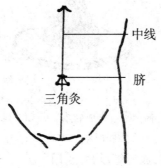

图3　三角灸

　　施灸时,用中艾炷两枚,放置施灸点(即两底角处)点燃施灸,以患者感到灼痛时为度,除去艾灰,另换一炷,一般需灸11～14壮。适用于妇人不孕,每月月初开始,连灸5日,每穴各灸11壮;或奔豚上冲,每穴灸14壮;或疝气偏坠,患左灸右,患右灸左,每穴灸14壮,或两穴俱灸亦可。

　　2.间接灸

　　间接灸是将艾炷与施灸部位的皮肤之间隔药物施灸,有艾灸和药物的双重作用,灸时火力温和,易被病人接受。根据衬隔物品不同,可分为多种灸法。

　　1)隔姜灸:用鲜生姜切成约0.3厘米厚的薄片,中间用针刺数个小孔,置于施灸部位,上面再放艾炷灸之,若病人感觉灼热难忍时,可将姜片向上提起,缓解一下,然后重新放下,继续施灸,可反复灸3～5壮,直到局部皮肤潮红为止。生姜具有发汗

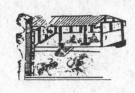

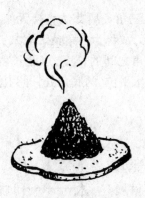

图4　隔姜灸

解表,开宣肺气,温中止呕,消水化食,解毒的功能。对于寒性呕吐,腹痛,腹泻,痛痹等效果显著。本灸法适用于虚寒病证,如腹痛,泄泻,关节疼痛,痛经等,均可采用。

2)隔蒜灸:是民间常用的灸法。用鲜独头大蒜切成2～3毫米厚的薄片,中间用针刺上小孔,将蒜片放在施灸部位或肿块上(以未溃破化脓者为宜),再置艾炷于上,灸之。每灸4～5壮,换去蒜片,每穴须灸足7壮。注意因大蒜液对皮肤有刺激作用,灸后常易起泡。大蒜具有杀虫解毒,消痈散结的功能,用于痢疾,腹泻,肺痨,顿咳,钩虫,蛲虫,疮疡初起等作用显著。隔蒜灸民间多用于治疗瘰疬疮毒,肺痨,腹中积块及未溃疮疖等,有确切疗效。近年来有用于治疗癌肿,流注,蛇虫咬伤等,有开结解毒,消肿定痛的功效。

附　长蛇灸:长蛇灸由来已久,为民间习惯用法,因在施灸时必须沿脊柱铺敷药物,形如长蛇,故名长蛇灸,或称铺灸。取大蒜(独头蒜为佳)500克,除去外皮,捣成蒜泥。施灸时,病人俯卧,胸腹部垫高,将蒜泥沿脊柱正中,自大椎穴到腰俞穴铺敷一层,厚约0.2厘米,宽约2厘米,周围用棉皮纸封固,然后用

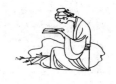

中艾炷(做200~300个备用)在大椎穴及腰俞穴点火施灸,不计壮数,直到患者自觉口鼻中有蒜味时停灸。灸后再以温开水渗湿棉皮纸周围,轻轻除去蒜泥。因蒜泥和火热的刺激,易出现水泡,可用针挑破水泡,再涂以滑石粉,外敷消毒纱布,需注意保护局部和适当休息。本灸法具有温补督阳,强壮真元,调和阴阳,温通气血之功,民间常用于治疗肺痨、顽痹等证,颇有效果。

3)隔葱灸:取新鲜葱白适量,去除老皮,捣烂如泥。施灸时,病人平卧,将葱泥平铺于肚脐四周,可同时在葱泥上放几个大艾炷点燃施灸,以病人感觉温热舒适、无灼痛感为度。葱白有发散风寒,通阳的作用,常用于阴寒腹痛、腹胀、小便不通、伤风感冒等。本灸法主要用于治疗虚脱、肠胀气、阴寒腹痛、小便不通等,有较好的疗效。

4)隔盐灸:是用食盐填入脐窝部施灸,故又称"神阙灸"。操作时用干燥的食盐,填平脐窝,上置大艾炷灸之(为防止盐受热爆裂,可在盐上放一薄片生姜)。本灸法对急性胃肠炎吐泻、痢疾、疝痛、洞泄等有明显效果。一般每次施灸5~7壮。另外,本灸法还有回阳救逆、固脱的功效,用于大汗亡阳,四肢厥冷,脉微欲绝等证,有回阳固脱的作用。救治脱证,不计壮数,以脉出汗止、肢暖阳复为度。

5)隔附子饼灸:附子饼取生附子切碎研为细末,以黄酒调和做饼。施灸时,铺敷附子饼于施灸部位约铜钱大,厚约5毫米,置艾炷于上灸之。饼干即更换,以内部温热,局部皮肤红晕为度。附子有温补脾肾,散寒止痛,回阳救逆的功效。本灸法用于治疗各种阳虚病证,对阴疽,疮毒,窦道盲管久不收口,痈疽初起,阳痿,早泄等证效果佳。

6)隔胡椒灸:将白胡椒研为细末,加少许面粉和水调作药

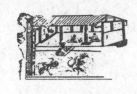
饼。施灸时,将胡椒药饼铺敷于施灸部位,药饼中心凹陷,内中一般放置药末(丁香、肉桂、麝香等)以加强疗效,上置艾炷灸之。胡椒有温中散寒之功。本灸法主要用于胃寒呕吐,腹痛,腹泻,风湿痹痛及局部麻木不仁等病证的治疗。

7)隔巴豆灸:取巴豆一粒(不去油),或和以少许黄连,捣制成膏状。施灸时,将巴豆膏填入脐窝中,上置艾炷,灸之。不计壮数,以效为度。巴豆有大毒,功能泻下逐水,逐痰,蚀疮。本灸法有祛寒破结,通利二便的功效,主要用于寒积便秘、水积腹中、小便不通、心腹痛等治疗,疗效捷。注意巴豆对皮肤有刺激作用,灸毕,应立即用温热的湿毛巾拭净皮肤,防止药物灼伤皮肤。

8)隔黄土灸:取黄色泥土,选净杂质,和水为泥饼,用针穿刺小孔。施灸时,将泥饼放置于疮疹上,置艾炷灸之。本灸法主要用于发背痈疮初起,局限性湿疹,白癣及其他湿毒引起的皮肤病,取黄土胜水燥湿之功。《针灸资生经·发背》中记载:"凡发背,率多于背两胛间,初如粟米大,或痛或痒……急取净土和水为泥,捻作饼子,厚二分,宽一分半,贴疮上,以大艾炷安饼上灸之,一炷一易饼子。若粟米大时,灸七饼即瘥……"

9)隔碗灸:民间常用于治疗乳痈(乳腺炎)初起,疗效显著。用碗一个,将灯心草4根,呈十字形排碗内,头各露约3厘米。再用纸条约5厘米宽,用水蘸湿,盖住碗内灯心草。纸与碗口齐,将碗覆扣于患侧乳房上,留灯心草头在外,作大艾炷置于碗底,点燃施灸。艾炷燃尽再添,灸至碗内流水汽,待乳房处疼痛减轻时即可。重者次日再灸。

10)隔核桃壳眼镜灸:取干核桃1个,从中劈开去仁,留壳备用,注意壳有裂缝者不可用。用细铁丝制成一副眼镜架,镜框外用钢丝向内弯一个钩形,高和长均约2厘米,以备施灸时插艾卷

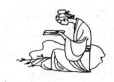

用。施灸前先将核桃壳用浓菊花液浸泡 5 分钟,然后取出套在镜框上,插上艾卷约 1.5 厘米长,点燃后戴在患眼上施灸。常用于治疗结膜炎,近视眼,中心性视网膜炎,视神经萎缩等。

11)隔面灸:取适量面粉加少许水调和成面饼,厚 3~5 厘米,直径 1.5~2.5 厘米,置于施灸的部位(穴位)或神阙穴(肚脐)上,上置灸炷,每灸 3~7 壮,主治腹中冷痛等证。

12)隔药饼灸:将衬垫用的药物研成细末,施灸时用水调成糊状,做成药饼,置于神阙穴或其他施灸部位,上置艾炷灸之,有艾灸和药物的双重作用。所用药物处方,因病而异,此法适应证较广,根据不同用药,治疗不同的病证,常用于治疗宫寒不孕、痛经、白带清稀、白崩、阳痿、早泄、遗精、寒疝腹痛等证。

(1)温脐种子灸:五灵脂 15 克,白芷 15 克,青盐 15 克,麝香 0.3 克,共研细末,用荞麦粉和水制成药饼,置于脐上,用艾炷灸之,但觉脐中温暖即止,过数日再灸。此法可治脐腹结冷,下元虚冷,以及妇女宫寒不孕,气虚崩漏,血寒经闭等证。

(2)暖腰散灸:广木香 30 克,川椒 30 克,大茴香 30 克,补骨脂 30 克,升麻 30 克,乌附片 15 克,肉桂 30 克,川楝子 30 克。将上药碾细混合均匀,取药末 20 克,加少许姜汁调成糊饼状约 0.5 厘米厚,敷于腰穴上,上置艾炷施灸,每灸 5~7 壮,治疗寒湿腰痛有显著疗效。

(3)疝坠散灸:取白附子 1 个,川楝子 30 克,广木香 15 克,吴茱萸 20 克,小茴香 15 克,桂枝 15 克,研成细末,每以药末 15 克,用黄酒调和制成药饼,厚约 0.5 厘米,置于神阙穴上,上置艾炷点燃施灸,灸 5~7 壮,治疗疝气,疗效迅速。

13)大灸法:是隔物间接灸法的一种,起自民间,为唐山高怀先生家传秘法。因本法施灸部位广泛,遍及背部与腹部,能治大病起沉疴,故名大灸法。本法由已故著名中医学家岳美中先生

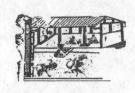

传于世上,1950 年岳氏悬壶唐山时,亲得其传,验之于临床,果有奇效,遂记本法及验案(《中医杂志》1961 年第 1 期),使本法公之于世,造福人民。

本法具有较强的温阳补虚功效,为一般灸法所不及,可治一切虚寒衰弱、久病不起的病证。

施灸分为背部灸法和腹部灸法两个步骤。

(1)背部灸法:患者俯卧于床上,先用草板纸条(宽约 3 厘米,长约 67 厘米),顺脊柱由大椎穴起往下铺至长强穴止,这条带上不灸。取咸红萝卜(或咸绿萝卜)2 000 ~ 2 500 克,切成同身寸见方,厚约 0.3 厘米的小片。取紫皮大蒜 500 ~ 750 克,捣成蒜泥。每片咸萝卜片上放置栗子大蒜泥一团,并于中间用手按一凹,深度以暴露出萝卜片表面为度。将艾绒全部做成直径 1 厘米(如食指头)大的艾球备用。

将做好的咸萝卜片先放在大杼穴两侧处各 1 片,再沿草板纸条两旁由大杼穴往下顺着排列到秩边穴。其间所排之片数多少不定,以排满为止。在第一排的外侧,沿着排第二行,起点在大杼、风门两穴之间(即在第一排第一、二块咸萝卜之间的外侧)往下排,排至秩边穴上部(比第一排少一块)。铺排完,用镊子夹住做好的艾球,在火上点燃放置于咸萝卜蒜泥凹中,逐个放好,排齐。每个艾火将熄时,马上接另一个,不使艾火中断。患者感到灼痛时,可用镊子抬起咸萝卜片,或将艾火减弱,避免烧伤或大灸疮的发生。灸至皮肤稍现深红色时即停止灸治,一般每个灸点 3 ~ 5 壮。

背部灸后需休息片刻,再灸腹部。

(2)腹部灸法:先在膻中穴部位上放一片咸萝卜片,以此为中心,在此点上下左右放上 8 块,即形成 3 厘米×3 厘米的大方形。在鸠尾穴、神阙穴各放上一片不着蒜泥的咸萝卜片,该片的

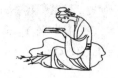

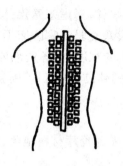

图5　大灸法背部施灸

厚薄、宽度仍如前,上下长度则稍短3/10,此两点不灸。此两点之间排列咸萝卜蒜泥片6片。在神阙穴以下至曲骨穴之间,排列5片咸萝卜蒜泥片。若是妇女,则石门穴不灸,放一块不着蒜泥的咸萝卜片。腹部沿正中一行的两侧各排一行,每行放置7片。沿第二行两侧(低半片,与上脘穴平),各再排一行,每行6片。施灸部位铺排完毕后,开始放艾球施灸,操作方法与背部同。

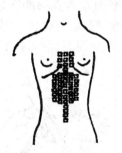

图6　大灸法腹部施灸

施灸完毕后,必须用三棱针于十宣穴点刺出血,并用毫针针刺双侧三阴交穴,深1寸,用泻法,不留针,以泻火气。否则会影响疗效,并产生副作用。

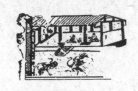

本灸法适应于久病体弱,虚寒痼疾,慢性胃肠虚弱,中阳不振,元气不充及一切虚寒衰弱久病卧床不起者。急症、新证、热证、实证禁用。在施灸的程度上,各灸点要求接近一致,应注意防止出现灸疮。如有的部位未见红晕,则会影响疗效。

(二)艾条灸

艾条灸是以艾条作为灸疗材料施灸,分为悬灸、实按灸、温针灸三种。

1. 悬灸

悬灸,是将艾条点燃悬于施灸部位之上施灸的一种灸法。根据施灸手法不同分为温和灸、雀啄灸、回旋灸。

1)温和灸:将艾条的一端点燃悬于施灸部位约 3 厘米左右高度,固定不移,使患者局部有温热感而无灼痛。一般每处灸 3~5分钟,灸至皮肤稍起红晕为度。对于昏厥、局部知觉减退的患者和小儿,医者可将食、中两指,置于施灸部位两侧,这样可以通过医者手指的感觉来测知患者局部的受热程度,以便随时调节施灸距离,掌握施灸时间,防止烫伤。温和灸是临床上应用最为广泛的灸法之一,有温经通络、散寒祛邪、活血化瘀、软坚散结等功效。

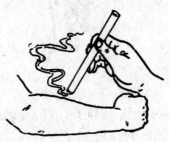

图7 温和灸

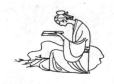

2）雀啄灸：将艾条一端点燃，悬于施灸部位约 3 厘米之上，将艾条像鸟雀啄食一样做一上一下移动，使艾条与施灸部位不固定在一定的距离。本灸法多用于昏厥及儿童疾患。

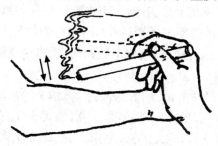

图 8　雀啄灸

3）回旋灸：将点燃的艾条，悬于施灸部位约 3 厘米高度，然后均匀地向左右方向移动或反复旋转施灸，移动范围 3 厘米左右。本灸法适用于风湿痹痛及神经性麻痹。

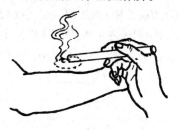

图 9　回旋灸

2．实按灸

实按灸，是用有药艾条将艾火直接按在有衬垫（纸或布）的施灸部位上的一种灸法。常用的实按灸有太乙神针和雷火神针，又称为太乙针、雷火针。之所以称为"针"，是因为操作时，实按在穴位上，很像针法的缘故。又因为本法对于某些顽疴痼疾取效甚捷，故以"神针"名之。民间流行的类似灸法还有：百发神针、消癖神

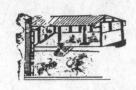

火针、三气合痹针、阴证散毒针等。但以太乙神针用之最广。

1)太乙神针:又称为太乙针。太乙是尊贵的意思。太乙神针法历史悠久,早在唐代陈藏器所撰的《本草拾遗》中就有记载,到了清代,本法在民间广为流传,用来治疗临床各科常见病及疑难杂症。1717年韩贻丰所撰的《太乙神针心法》是最早的太乙神针专著。雍正、乾隆年间,由范毓𬙂传、周雍和编撰的《太乙神针》一书流传最广。

(1)制作:民间常用(《太乙神针》)艾绒90克,乳香3克,没药3克,丁香3克,松香3克,麝香3克,雄黄3克,穿山甲3克,桂枝3克,杜仲3克,枳壳3克,皂角3克,细辛3克,川芎3克,独活3克,硫黄6克作太乙神针的施灸材料。取棉皮纸一张,长约30厘米,置药末21~24克,卷如爆竹式,越紧越好,外用桑皮纸厚糊6~7层,阴干待用。

(2)施灸:将太乙神针一端点燃,在施灸部位上铺垫6~7层绵纸或棉布(化纤类针织品禁用),或以6~7层棉布包裹住艾火,将艾火直接点按在施灸部位上,若火熄,再点再按,每次每穴点按5~7次。操作时,为了保持火力连续,可点燃数根艾条,交替使用。

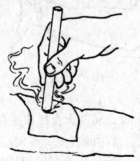

图10 太乙神针施灸

太乙神针也可采用加套筒的方法,使用时更加方便。套筒

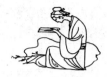

为黄铜或紫铜制造,筒长约30厘米,内径约2厘米,套筒上端装以铜塞,用螺纹旋紧固定,下端为开口套管,长约6厘米,与套筒压紧配合,套管端面,用红布数层盖罩,外用绳子缚扎固定。使用时,将罩有红布的套筒拔下,再装入制好的太乙针于套筒内;点燃太乙针,装上开口套管,使点燃的药条距红布1~2厘米,然后直接将红布端点按在选定的穴位上施灸。若病人感觉热力过高时,可以轻提慢按,或调节药针与红布之间的距离,总以温热舒适为度。

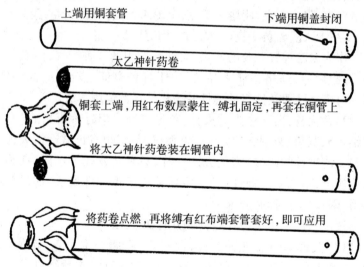

上端用铜套管　　　　　　　　　下端用铜盖封闭

太乙神针药卷

铜套上端,用红布数层蒙住,缚扎固定,再套在铜管上

将太乙神针药卷装在铜管内

将药卷点燃,再将缚有红布端套管套好,即可应用

图11　加用套筒太乙神针

太乙神针民间应用广泛,药物处方较多,常用的还有以下几种:

①艾绒60克,乳香3克,没药3克,硫黄3克,雄黄3克,穿山甲3克,白芷3克,草乌3克,川乌3克,桃树皮3克,麝香1克(《针灸逢源》)。

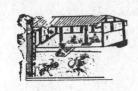

②艾绒 30 克，乳香 3 克，没药 3 克，丁香 3 克，松香 3 克，麝香 3 克，硫黄 6 克，雄黄 3 克，穿山甲 3 克，桂枝 3 克，杜仲 3 克，枳壳 3 克，皂角 3 克，细辛 3 克，川芎 3 克，独活 3 克，白芷 3 克，全蝎 3 克（《太乙神针集解》）。

③甘松 3 克，乳香 12 克，没药 12 克，牙硝 1 克，牛膝 12 克，川乌 12 克，独活 12 克，三棱 1.5 克，草乌 1.5 克，白芷 1.2 克，羌活 1.2 克，桂枝 6 克，薄荷 6 克，麻黄 6 克，穿山甲 6 克，防风 6 克，杜仲 6 克，丑牛 6 克，丁香 1.2 克，樟脑 1.2 克，南星 1.2 克，细辛 6 克，降香 3 克，明雄 4.5 克，全蝎 4.5 克，麝香 6 克，秦艽 6 克，艾绒 15 克，硫黄 3 克（《太乙神针临证录》）。

作为太乙神针施灸的药物，大都是选用的辛香行气，活血化瘀，温阳散寒，通络止痛之品，适用于各种寒证、虚证、痛证、瘀证。对疮疡已溃及体表的恶性肿瘤病灶局部禁用本法。

2）雷火神针：又称为雷火针，首见于明代李时珍所撰的《本草纲目》，其后《外科正宗》、《针灸大成》等书也有记载。雷火神针与太乙神针的制作、施灸方法一样，只是药物处方不同，在临床应用上，不如太乙神针广泛，主要适应于疼痛性疾病，如风寒湿痹，附骨疽，闪挫肿痛等。

民间常用的雷火神针药物处方有如下几种：

（1）艾绒 30 克，乳香 3 克，没药 3 克，麝香 1.5 克，硫黄 3 克，雄黄 3 克，川乌 3 克，草乌 3 克，桃树皮 3 克（《本草纲目》）。

（2）艾绒 60 克，乳香 9 克，麝香少许，沉香 9 克，木香 9 克，羌活 9 克，茵陈 9 克，干姜 9 克（《针灸大成》）。

（3）艾绒 30 克，乳香 3 克，没药 3 克，麝香 1.5 克，硫黄 3 克，雄黄 3 克，川乌 3 克，草乌 3 克，桃树皮 3 克，辰砂 6 克（《种福堂公选良方》）。

（4）艾绒 90 克，丁香 1.5 克，麝香 0.6 克（《外科正宗》）。

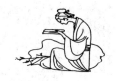

　　附1　百发神针:百发神针的制作、施灸与太乙神针同,唯药物不同。此法适应于漏肩风,鹤膝风,风寒湿痹,半身不遂,小肠疝气,痈疽发背,痰核初起不溃烂,痞块等病证。

　　药物组成:艾绒30克,母丁香49粒,乳香9克,没药9克,生川附子9克,血竭9克,川乌9克,草乌9克,檀香末9克,降香末9克,大贝母9克,麝香9克(《串雅外编》)。

　　附2　三气合痹针:三气合痹针制作、施灸同太乙神针。民间用本法治疗风寒湿痹。

　　药物组成:艾绒45克,肉桂3克,苍术3克,雄黄3克,硫黄3克,穿山甲3克,樟脑3克,冰片3克,乳香1.5克,没药1.5克,牙皂1.5克,羌活1.5克,独活1.5克,川乌1.5克,草乌1.5克,白芷1.5克,细辛1.5克,麝香1克(《种福堂公选良方》)。

　　附3　消癖神火针:消癖神火针制作、施灸同太乙神针。民间主要用于积聚、痞块、偏食消瘦的治疗。

　　药物组成:艾绒60克,麝香9克,闹羊花6克,硫黄6克,穿山甲6克,牙皂6克,木鳖3克,五灵脂3克,雄黄3克,乳香3克,没药3克,阿魏3克,三棱3克,莪术3克,甘草3克,皮硝3克(《串雅外编》)。

　　附4　阴证散毒针:阴证散毒针的制作、施灸同太乙神针。民间主要用于疮疡阴证。

　　药物组成:艾绒45克,硫黄3克,穿山甲3克,大贝3克,五灵脂3克,肉桂3克,雄黄3克,乳香1.5克,没药1.5克,羌活1.5克,独活1.5克,川乌1.5克,草乌1.5克,白芷1.5克,细辛1.5克,牙皂1.5克,蟾酥1克,麝香1克(《种福堂公选良方》)。

　　附5　艾火针衬垫灸:艾火针衬垫灸是将太乙神针与隔姜灸两法综合改进而成。适应于痹证,漏肩风,骨科痛证,遗尿,阳痿,哮喘,慢性胃肠病等。

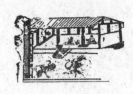
1）衬垫制作：取干姜片15克煎汁300毫升，与面粉调成稀糯糊，涂敷在5~6层干净白棉布（禁用化纤织品）上，制成硬衬，晒干后剪成2.5厘米左右的块状备用。

2）操作方法：应用时，取衬垫放在选定的穴位上，将药物艾条点燃，待燃旺后，紧按在衬垫上5秒钟左右，当病人感到局部灼痛即提起艾条。每穴按灸5次，以局部皮肤潮红为度。

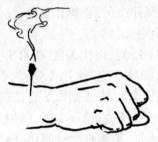

图12 温针灸

3. 温针灸

温针灸，是针刺与艾灸结合使用的一种方法。施术方法：针刺得气后，将毫针留在适当的深度，取1~2厘米长的艾条一段，套在针柄上端，或用艾绒捏在针柄上，点燃艾条施灸，使热力通过针体传入穴位内，达到治疗目的。为了防止灰烬或艾条掉落烫伤患者，可在皮肤上垫一张纸，以防万一。本灸法适应于风寒湿痹，痿证等。

（三）温灸器灸

以专门用于施灸的器具进行灸疗，称为温灸器灸。使用温灸器时，先将艾绒及药末放入温灸器内点燃，然后在拟灸的腧穴或部位上来回熨烫，到局部发红为止。本法具有温里散寒、扶正祛邪的功效，适应证广泛，特别为惧怕刺灸的妇女、小儿所乐于

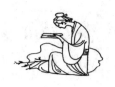

接受。温灸器种类较多,常用的有温筒灸、温盒灸、苇管器灸。

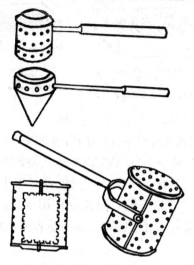

图13　筒灸器

1. 温筒灸

温筒灸,是用筒灸器施灸。筒灸器有圆筒式、圆锥式两种。圆筒式适应于较大面积的灸治,圆锥式多作为小面积的点灸用。筒灸器底部有均匀分布的数10个小孔,内有一个小筒,小筒内可以装置艾绒和药物。灸疗时点燃艾绒,在治疗部位灸烤。一般灸15～30分钟。可采用雀啄灸、回旋灸等手法,适应于风寒湿痹,腹痛,腹泻,腹胀,痿证等。

2. 温盒灸

温盒灸,是用盒灸器施灸。盒灸器,取规格不同的木板(厚约0.5厘米),制成长方形,上面做一可取下的木盖(木盖用于调节温度),在盒内中下部安置铁窗纱一块,距底部3～4厘米。规格有大中小三种。大号:20厘米×14厘米×8厘米;中号:15厘

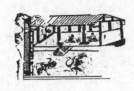

中国民间医学丛书

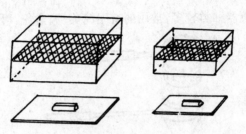

图 14　盒灸器

米 ×10 厘米 ×8 厘米;小号:11 厘米 ×9 厘米 ×8 厘米。施灸时,将温灸盒放在灸处中央,点燃艾卷对准穴位放在铁窗纱上,盖好盖子即可施灸。每次灸 15～30 分钟,并可用于一次多穴,多用于腰、背、腹部穴位的灸治。温盒灸常用于胃脘痛,胃下垂,腹泻,冠心病,尿潴留,急性乳腺炎,颈椎综合征,坐骨神经痛,落枕等,疗效显著。

3. 苇管器灸

苇管器灸,是用苇管或竹管作为灸器,向耳内施灸的方法。早在唐代民间就用此法治病,如《千金要方·卷二十六》记载:"卒中风口喝,以苇筒长 5 寸,以一头刺耳孔中,四畔以面密塞,勿令泄气,一头纳大豆一颗,并艾烧之令燃,灸 7 壮瘥。"

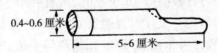

0.4~0.6 厘米
5~6 厘米

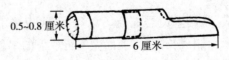

0.5~0.8 厘米
6 厘米

图 15　苇管器

中国民间灸法绝技

中国民间医学丛书

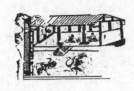

中国民间医学丛书

中国民间灸法绝技

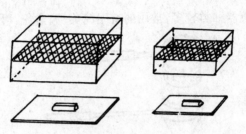

图 14　盒灸器

米 ×10 厘米 ×8 厘米;小号:11 厘米 ×9 厘米 ×8 厘米。施灸时,将温灸盒放在灸处中央,点燃艾卷对准穴位放在铁窗纱上,盖好盖子即可施灸。每次灸 15～30 分钟,并可用于一次多穴,多用于腰、背、腹部穴位的灸治。温盒灸常用于胃脘痛,胃下垂,腹泻,冠心病,尿潴留,急性乳腺炎,颈椎综合征,坐骨神经痛,落枕等,疗效显著。

3. 苇管器灸

苇管器灸,是用苇管或竹管作为灸器,向耳内施灸的方法。早在唐代民间就用此法治病,如《千金要方·卷二十六》记载:"卒中风口喝,以苇筒长 5 寸,以一头刺耳孔中,四畔以面密塞,勿令泄气,一头纳大豆一颗,并艾烧之令燃,灸 7 壮瘥。"

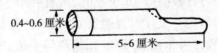

0.4~0.6 厘米　5~6 厘米

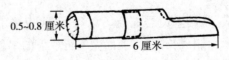

0.5~0.8 厘米　6 厘米

图 15　苇管器

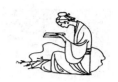

　　苇管器制作:目前临床应用有两种,一种是一节形苇管,苇管口径0.4~0.6厘米,长5~6厘米,苇管的一端做成半个鸭嘴形,另一端用胶布封闭,以备插入耳道内施灸;另一种是两节苇管制成,一节放艾绒,端口较粗,直径0.8~1厘米,长4厘米,切成半鸭嘴形;另一节插入耳道内,较细,直径0.5~0.8厘米,长3厘米,一端插入放艾绒端口内,连接成灸器,故称两节形灸器,插入耳道内端用胶布封固,以备施灸用。

　　施灸:将半个花生仁大小的一撮艾绒,放在苇管半鸭嘴形处,用线香点燃后,将胶布封闭的一端插入耳道内,施灸时耳部有温热感觉。灸完一壮,再换一壮,每次灸3~9壮。10次为1个疗程。此法适用于面瘫(周围性面神经麻痹)、眩晕等病证。

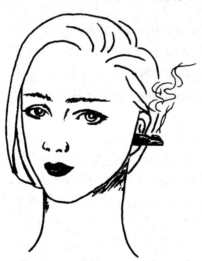

图16　苇管器施灸示意图

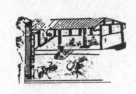

二、其他火热灸法

民间除了经常使用艾炷、艾条的艾火灸法外,还常应用其他一些火热灸法。

(一)灯火灸

灯火灸,又称为油捻灸、发爆疗法等,是用灯心草蘸麻油点燃,在患病小儿身体(穴位)上焠烫的方法,江浙一带民间称为"打打火"。灯心草为多年生草本植物,割取茎部,去皮取髓,晒干,干燥的茎髓供药用。茎髓含纤维、脂肪油、蛋白质等,亦作为灸治材料。以灯心草蘸油点燃,灸治小儿疾患,有意想不到的疗效。将点燃的灯心草,迅速向选定的穴位上点灼,立即提起。此时灯心草头部可发出清脆的"啪啪"爆声。灯火灸有疏风散表,行气利痰,解郁开胸,醒神定搐的作用,功效显著。《幼幼集成》称此灸法为"幼科第一捷法"。主治小儿惊风,昏迷,抽搐,麦粒肿,急性扁桃体炎,颈淋巴结核,腮腺炎等病证。

(二)桑枝灸

以桑枝作为施灸材料,是取桑树枝或桑木块做成23厘米长、粗如手指的桑木棍,用火点燃,吹熄火焰,以火头灸患处,每日3~5次,每次5~10分钟。桑枝为桑科植物桑的嫩枝,春末夏初采收,去叶,晒干。桑枝味苦平,内服能祛风湿,利关节,行水气。用燃着的桑枝施灸,主要用于治疗疮疡肿毒。未溃者,有拔毒止痛的功效;已溃者,可以补阳气,去腐生肌。有温阳祛寒,通瘀散结的作用,常用于治疗瘰疬,流注。

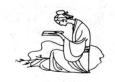

(三)桃枝灸

以桃枝作为施灸材料,是取干燥桃枝,做成长 16～20 厘米,粗如拇指的木棍。桃枝为蔷薇科植物桃的嫩枝,味苦,内服治心腹痛及蟹疮。用桃枝施灸,先用棉纸 3～5 层,衬垫于施灸处,然后将桃枝蘸麻油点燃,吹熄火焰,隔着棉纸乘热实按于穴位或患处上。每日或隔日 1 次,每穴按灸至局部出现潮红为度。主治"心腹冷痛、风寒湿痹、附骨阴疽"等。

(四)竹茹灸

以竹茹作炷施灸。竹茹为禾本科植物淡竹的茎秆除去外皮后刮下的中间层,味甘凉,内服可清热、凉血、化痰、止吐。以竹茹作炷施灸,有解毒消肿止痛之功,主治痈肿疔毒,虫蛇咬伤等。

(五)麻叶灸

以大麻叶和花作炷施灸。麻叶为桑科植物大麻的叶,味辛,有毒。内服治疟疾,气喘,蛔虫。用麻叶和花作炷施灸,有消肿散结,生肌敛疮的作用,每日 1 次,每次 5～10 壮,主治疮疡,痔疮等。

(六)黄蜡灸

以黄蜡烤热熔化作为施灸材料。先以面粉和水做成面团,围在施灸处四周,然后置黄蜡屑片于其中,上用炭火使黄蜡熔化,灸至皮肤热痛为止。黄蜡为蜜蜂科昆虫中华蜜蜂等分泌的蜡质,经精制而成。味甘淡,内服能解毒、生肌、定痛。黄蜡烤热施灸,《医宗金鉴》记载用于痈疽、疔疮外证。一般疮浅者 1～3 次便消,疮深者 3～4 次可脓去肿消而愈。《肘后方》记载治狂犬

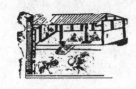

咬伤。

（七）火柴头灸

火柴作为一种施灸材料，是民间的一种灸疗法，以燃烧火柴速灸一定穴位，使发出"啪""卟"响，局部稍现潮红为度，达到治疗目的。热证、实证用泻法，速灸其穴，不按穴，并吹气使火力速散；寒证、虚证用补法，在燃灸时稍留片刻，再按穴，使火气缓缓透入肌肤。民间以点烧角孙穴治腮腺炎，点烧少商穴治疗鼻衄，点烧翳风、角孙穴治乳蛾等。

（八）药捻灸

以多种药物研成粉末，用紫棉纸裹药末做捻。如"蓬莱火"（《本草纲目拾遗》）：由西黄、雄黄、乳香、没药、丁香、麝香、火硝各等份组成（去西黄加硼砂、草乌亦可）。用紫棉纸裹药末，做条，粗如宫香。将其剪成 0.3～0.6 厘米长小段，用粽粘贴于患处皮肤上点着施灸。主治脘腹胀满，水肿，风痹，瘰疬等。

（九）药锭灸

药锭灸，是以多种药物研末和硫黄熔化在一起制成药锭施灸的方法，又名药片灸。兴起于清代民间，是在硫黄灸法基础上，加入药物改进而成，因药物组成不同，施灸方法不同，适应证也各异。其基本功效为温散寒湿，消瘀散结，通络止痛，较多地应用于身体某一局部出现的痛证，对周身关节肌肉风湿痹痛、顽固性头痛，脘腹冷痛，偏头痛，痿躄，腰背胸胁痛，疝痛，痛经等寒邪所致痛证均有良效。

1. 硫姜灸

取艾绒 90 克，放入砂锅内加水煎煮 20～30 分钟，过滤去

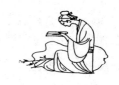

渣,滤汁倒入铜锅内,加入硫黄粉适量,搅拌成糊状,置火上渐熬成油汁状。注意搅拌,务使各处温度均衡,当普遍呈现橙黄色时,立即离火,否则硫黄会失效。随即将其倒入瓷盘内,待冷却成片状,剪成绿豆大细粒备用。

施灸时,先取生姜薄片1块,置于选定的穴位上,再取小药锭1粒,放于姜片中心,然后用火点燃。患者渐感温热,至灼热难以忍耐时,用软橡皮重按,将火熄灭。硫黄灸是以阿是穴为主,配合痛处周围穴位施灸,适应于类风湿性关节炎,损伤性关节炎,肌肉肌腱急性损伤,慢性劳损,腱鞘炎,腱鞘囊肿,滑囊炎等。

2. 阳燧锭灸

取蟾酥 1.5 克,朱砂 1.5 克,川乌 1.5 克,草乌 1.5 克,直僵蚕 1 条,各研细末和匀。用硫黄 45 克,置铜勺内,微火熔化,加入蟾酥等药末搅匀,离火后再加入当门子麝香 0.6 克,冰片 0.3 克搅匀,立即倾入湿瓷盘内,迅速荡成片状,待冷却后收入瓷罐内备用。

施灸时,取瓜子大 1 粒,要上尖下平。先用红枣肉搽患处,再将阳燧锭粘于上,用火点燃,灸 5～7 壮。灸毕饮米醋半酒盅,随后用小膏药贴灸处,适用于风寒湿痹(腿、膝痛于鬼眼穴上施灸),痈疽发背,流注经久不消,肉溃不痛,瘰疬,便毒,蛇头疔,瘩块等病证,效果显著。

3. 香硫饼灸

取麝香 6 克,辰砂 12 克,硼砂 6 克,细辛 12 克,共研细末;皂角刺 6 克,川乌尖 6 克,用黄酒 250 克煮干为末;硫黄 200 克。将硫黄、皂角刺、川乌三味放铜勺内置火上熔化,再加入前四味药末搅匀,泼在干净土地上,待冷却板结后取起,打碎如黄豆大小的块状,贮藏于瓶中备用。

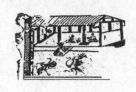

施灸时,先以面粉做成大小厚薄如五分硬币的面饼,放于施灸部位(主要取阿是穴或病变局部),上置香硫饼一块,以火点燃,熄灭后再灸,连灸3壮。此法主要用于治疗风寒湿痹。

4. 救苦丹灸

1)救苦丹一号:取麝香3克,劈砂(水飞)6克,各研极细末;再将上好硫黄9克入铜勺内火上化开,再入麝香、劈砂二味,离火搅匀,在光净石板上摊作薄片,切如米粒大小,收贮瓶中备用。

2)救苦丹二号:取麝香1.5克,朱砂(水飞)4.5克,硫黄15克,樟脑4.5克。制法与救苦丹一号同。

施灸时,将小药粒置于施灸部位(穴位)或患处,点燃施灸候至火熄,连灰按在皮肤上即可。救苦丹一号适用于风寒湿痹,流注作痛,妇人心腹痞块攻痛,手足拘挛,口眼歪斜等。二号适用于风寒湿痹、痈疽初起、跌仆损伤。

(十)火棉灸

火棉灸,是以脱脂棉为灸疗器具的施灸方法,主要分为拍打灸和贴棉灸两种。

1. 拍打灸

取鸡蛋大小的脱脂棉球一个,医生右手持长柄镊夹住棉球,蘸上无水酒精,火柴点燃,直接快速涂于患处,或所选经络路线皮部上,左手随后迅即拍打扑灭。熄后再次点燃,如此反复10余次,以局部皮肤潮红为度。本法具有通经活络,行滞除痹,散风止痛之功。适用于风寒湿痹,关节肌肉拘挛疼痛、腰背胸胁痛、脘腹冷痛、痛经、疝气、坐骨神经痛、扭挫伤等一切寒邪所致的痛证。

2. 贴棉灸

取脱脂棉少许,摊开展平如铜钱大小的薄片,贴于患部或所选穴位上,火柴点燃,急吹其火,使其迅速燃完。然后再换一张薄棉,如法再灸,如此3~4次,以皮肤潮红为度。亦可先用皮肤针叩刺局部微出血,再施以3~4次贴棉灸,其效更佳。本法具有散寒除湿,养血润燥,疏风止痒之功,主治顽固性湿疹,牛皮癣,银屑病,四弯风,风疹,缠腰蛇丹,麻木,阴疽等证。

(十一)药线灸

药线灸,又称线香灸,也是非艾灸法的一种。

药线制作:取雄黄、火硝、硼砂各10克,樟脑3克,麝香1克,棉线50克。将药物研为极细末,棉线用白酒浸泡一日,取出湿润的棉线,撒上混合均匀的药末,使之粘在线上,用手充分搓入线内。阴干,瓷瓶收贮,备用。用时,将药线点燃,对准应灸部位或经穴,快速点灸,一触即起,此为1燋,一般每穴3~7燋为宜。本法具有温通经脉,宣散寒湿,疏风止痛之功,适用于风寒湿痹,外感寒邪,头风痛,胃气痛,脘腹冷痛,顽癣,缠腰火丹等证。

三、天灸法

又名自灸,早在宋代民间就有应用,如宋代王执中的《针灸资生经》中就有记载,近代又称为发泡疗法。天灸是采用对皮肤有刺激性的药物敷贴穴位或患部,使局部充血、发泡的治疗方法,因其发泡如火燎,起泡后如灸疮而得名。民间常用的天灸法有以下几种:

(一)白芥子灸

白芥子适量研末,水调敷患处,使局部充血、发泡,可以治疗阴疽、痰核及膝部肿痛。白芥子含白芥子苷、芥子碱、芥子酶、脂肪、蛋白质及黏液质。白芥子苷本身无刺激作用,遇水后经芥子

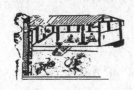
酶的作用生成挥发性白芥子油,因此,外敷皮肤局部有充血发泡的作用。

(二)斑蝥灸

斑蝥是芫青科昆虫南方大斑蝥或黄黑小斑蝥的干燥全虫。辛、寒,有毒。斑蝥(主要是其所含的斑蝥素)对皮肤、黏膜有发赤、发泡作用,其刺激性颇强烈,但其组织穿透力却较小,因此作用较缓慢,仅有中度疼痛,通常不涉及皮肤深层,所成的泡很快痊愈而不留疤痕。民间用其刺激发泡作用,治疗多种疾病。可治风湿痹痛,神经痛等,如腰背部、四肢关节的风湿痛及肋间神经痛,三叉神经痛等,还用于面神经麻痹,急性扁桃体炎,急性咽、喉炎等的治疗。斑蝥有毒,皮肤也能少量吸收,经过肾脏排泄,故肾脏病患者禁用。

(三)蒜泥灸

用紫皮大蒜捣研成泥,敷在一定的穴位上,使局部皮肤发泡,达到治疗目的。如敷合谷穴主治扁桃腺炎,敷贴于手太阴经的鱼际穴治疗喉痹。大蒜主要成分为大蒜辣素,对皮肤有刺激作用,引起发泡,且紫皮蒜较白皮蒜作用强。

(四)吴茱萸灸

将吴茱萸研成粉末,以食醋调成糊状,外敷穴位,一般1日换1次,7次为1个疗程。外敷双足心治疗高血压,一般敷12～24小时后,血压即开始下降,自觉症状减轻,轻症敷1次,重症敷2～3次即显示降压效果。敷脐可以治消化不良、脘腹冷痛、胃寒呕吐及虚寒久泻等,有较好的疗效。

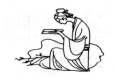

(五)毛茛灸

毛茛为毛茛科植物毛茛的全草及根,辛、温,有毒。毛茛含有强烈挥发性刺激成分(主要成分为原白头翁素),与皮肤接触可引起炎症及水泡,民间常将其作为天灸之剂。采取毛茛叶子揉烂,贴于寸口部,隔夜发生水泡,如被火灸,可以治疗疟疾。敷于膝眼穴,待发生水泡,以消毒针刺破,放出黄水,再以清洁纱布覆盖,治鹤膝风。

(六)旱莲灸

用鲜旱莲草捣烂,敷置穴位上,使局部皮肤发泡,达到治疗目的。如敷大椎穴发泡,主治疟疾。

(七)蓖麻子灸

蓖麻子为大戟科植物蓖麻的种子,辛、平,有毒。取蓖麻子适量,去外壳,捣烂外敷。如敷百会穴治子宫脱垂、脱肛,敷足心治难产及胎衣不下。

(八)甘遂灸

甘遂苦甘、寒,有毒,将甘遂制成粉末外敷,如敷大椎穴治疟疾。

(九)药物敷灸

药物敷灸,又称药物敷贴,与天灸不完全相同,药物敷灸虽然用药物外敷穴位,形式与天灸同,但一般不发泡,是利用药物的药效发挥治疗作用,通常药物敷灸选择的药物多为辛香走窜,具有一定刺激穴位、皮部的作用,因此亦将之作为灸法的一种。

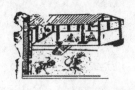

由于选用药物不同,功用不同,适应范围广泛。

第三节　灸疗的作用及适应证

灸疗与针刺具有某些相同的原理,它们都是通过刺激人体穴位,激发经络功能而发挥作用,只是刺激的手段不同,灸疗用灸,针刺用针,其目的都是要达到调节机体各器官组织功能失调,使之阴阳平衡,"阴平阳秘"。灸疗的作用和适应证非常广泛,内、外、妇、儿、五官、皮肤各科均可应用灸法施治。灸疗的作用和适应证归纳起来有如下几个方面:

一、疏风解表,温散寒邪

《素问·调经论》说:"血气者,喜温而恶寒,寒则泣而不流,温则消而去之。"《素问·异法方宜论》说:"脏寒生满病,其治宜灸焫。"由于艾叶苦、辛,温,具有"生寒熟热"的特点,艾火的热力能透达肌层,具有良好温经行气,疏风散寒的功能,适用于外感风寒表证及各种寒邪为患之证,如感受寒邪所致的头痛、腹痛等症。

二、温通经络,活血逐痹

灸法具有较强的温通经络的作用,具有行气活血,通络止痛之功,适应于寒凝血滞,经络痹阻引起的各种病证,如风寒湿痹、痛经、经闭、寒疝腹痛等。

三、温中散寒,升阳举陷

《灵枢·官能》说:"上气不足,推而扬之。"《素问·经脉篇》说:"陷下则灸之。"灸法具有温中散寒,升阳举陷的功能,对气血的运行能起到推而上之的引导作用。用于治疗气虚下陷、脏器

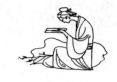

下垂之证,如胃下垂、肾下垂、子宫脱垂、脱肛、崩漏日久不愈、虚寒泄泻等。

四、温阳补虚,回阳固脱

《本草从新》指出:"艾叶苦辛……纯阳之性,能回垂绝之阳。"灸法具有补气培本,回阳固脱的功效,临床上用于脾肾阳虚,阳气暴脱之证,如大汗淋漓,四肢厥冷,脉微欲绝的亡阳证,以及久泄、遗尿、阳痿、遗精、早泄、虚脱等。

五、行气活血,消瘀散结

灸法的温热刺激,可使气机调畅,营卫谐和,起到行气活血,消瘀散结的作用,适用于乳痈初起,瘰疬及寒性疖肿未化脓者。对于疮疡溃久不愈,有促进愈合、生肌长肉的作用。

六、通经活络,拔毒泄热

灸法虽是一种温热刺激,但能通过其通经活络,行气活血,宣透疏散的作用,达到拔毒泄热的目的,因此,灸法不仅能治阴寒证,也可用于治疗阳热之证,这一作用在古代、现代的医疗实践中,都得到了证实。如唐代孙思邈在《千金要方》中记载阳热实证用灸法者颇多,卷十四治小肠实热载:"小肠热满,灸阴都,随年壮。"卷二十八载:"凡卒患腰肿、跗骨肿、痈疽、疔肿、风游毒热肿,此等诸疾,但初觉有异,即急灸之,立愈。"指出灸法对脏腑实热有宣泄作用,对热毒蕴结所致的痈疽有拔毒泄热之功,并认为阴虚内热者亦可施用灸法,如《千金要方》卷二十一治消渴载:"消渴,口干不可忍者,灸小肠逾百壮,横三间寸灸之。"现代很多针灸医家运用灸法治疗热证的大量资料,更证实了灸法有拔毒泄热之功,如用灯火灸治疗急性扁桃腺炎、流行性腮腺炎,艾条

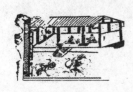

熏灸大椎穴为主治疗流行性出血热,艾条温和灸治疗急性乳腺炎、急性结膜炎、急性化脓性中耳炎,瘢痕灸治疗肺结核,艾炷隔盐灸治疗急性细菌性痢疾等,均取得了较好的效果。《理瀹骈文》中说:"若夫热症(证)可以用热者,一则得热则行也,一则以热能引热,使热外出也,即从治之法。"因此,以灸法治疗热病,其意就在于此。

灸疗除有退热作用外,还有消炎作用。现代医学所指的炎症,尤其是急性炎症,多表现为中医的阳、热、实证。大量实验证实,灸后可以使外周组织中的白细胞数量增多、网状内皮系统的吞噬能力增强及机体免疫能力提高。

七、防病保健,益寿延年

灸疗用于防病保健有着悠久的历史,《扁鹊心书·须识扶阳》说:"人于无病时,常灸关元、气海、命门、中脘,虽未得长生,亦可保百余年寿矣。"在身体某些特定穴位上施灸,能够达到和气血、通经络、保健、益寿延年的目的,故又称为保健灸。

(一)健脾益胃,固护后天

脾胃为水谷之海、后天之本,灸法对脾胃有着明显的强壮作用,《针灸资生经》说:"凡饮食不思,心腹膨胀,面色萎黄,世谓之脾胃病者,宜灸中脘。"在中脘施灸,可以温运脾阳,补中益气。常灸足三里,不但能使消化系统功能旺盛,增加人体对营养物质的吸收,补充气血,濡养机体,还可防病治病、抗衰老和延年益寿。

(二)培补元气,预防疾病

《扁鹊心书》说:"夫人之真元,乃一身之主宰,真气壮则人

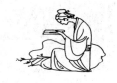

强,真气虚则人病,真气脱则人死,保命之法,艾灸第一。"艾为辛温阳热之药,以火助之,两阳相得,可补阳壮阳,使人体真元充足,精力旺盛,则人体健壮,"正气存内,邪不可干",从而发挥延年益寿,预防疾病的作用。

(三)通调气血,保健强身

气血运行循经脉流行,方可营运周身,濡养机体,正如《灵枢·本藏》说:"经脉者,所以行气血,营阴阳,濡筋骨,利关节者也。"灸法性温热,可温通经络,促进血液循环,调整脏腑功能,促进机体新陈代谢,增强抵御外邪能力,调和营卫,起到保健强身、防病治病的作用。现代研究证明,艾灸某些保健穴位,可以增加白细胞、红细胞的数量和吞噬细胞的功能,加强人体免疫力,提高健康水平。

第四节 灸法的取穴原则及补泻方法

一、灸法的取穴原则

施用灸法在选取腧穴时,一般应以经络学说为指导,循经取穴为主,同时要结合病证局部取穴或对症取穴,这是灸法取穴的基本规则,可以单独实施或结合运用。

(一)循经取穴

循经取穴是以经络理论为依据的取穴方法,某一经络或脏腑有病,就选该经脉或所病脏腑本经腧穴施灸,也可取表里经、同名经或其他经脉的腧穴配合使用。例如:胃痛灸足三里,心绞痛灸内关,下肢外侧疼痛灸阳陵泉、悬钟、足临泣,都是在所病脏腑、经脉本经取穴;脾虚泄泻灸公孙、足三里穴则是表里经配合

第一章 灸法旨要

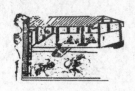

取穴的范例。

（二）局部取穴

局部取穴是根据每一腧穴都能治疗所在部位的局部或邻近部位的病证这一特性,选取病证局部或邻近的腧穴施灸。例如:胃痛灸中脘、梁门,胸痛灸膻中、中府,子宫脱垂施三角灸等都是取腧穴治疗局部病证。局部取穴还包括在体表可见的病损部位选阿是穴或其他刺激点、刺激面施灸。如关节肿痛在局部寻找压痛点施灸,风湿结节、褥疮、神经性皮炎等在病损表面施灸,就是按局部取穴原理施灸。

（三）随证取穴

随证取穴亦叫对症取穴或辨证取穴,它是根据中医理论和腧穴的特殊功效提出的,与循经取穴和局部取穴有所不同。循经取穴和局部取穴是以病痛部位为依据选穴施治,但对一些全身性证候,如虚脱,发热,癫狂等并不能完全概括,这些情况可采用临床常用的、疗效肯定的一些穴位对症处理,对患者进行及时抢救和治疗。如对虚脱者急灸百会、气海、关元,或神阙穴隔盐灸,以温阳益气固脱,对癫狂者灸少商、隐白穴醒脑开窍,对急性腮腺炎患儿点灸角孙穴泻热消肿,对胎位不正灸至阴穴转胎等,都属对症取穴范畴。根据《难经》提出的"腑会太仓,脏会季肋,筋会阳陵,髓会绝骨,血会膈俞,骨会大杼,脉会太渊,气会膻中"理论,说明这些腧穴与某一方面病证有密切关系,临床也可作为对症选穴的依据。例如:对血虚或慢性出血患者灸膈俞,筋病灸阳陵泉,无脉症灸太渊等。

以上三种方法既可单独应用于临床,也可结合使用,还可针灸并用、拔罐与灸法并用。

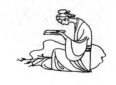

二、灸法的补泻方法

艾灸补泻法,一般以文火灸为补,以武火灸为泻。按照《针灸大成》所述:"以火补者,毋吹其火,待自灭,即按其穴;以火泻者,速吹其火,开其穴也。"灸法补泻,可以上述方法为标准。

第五节　灸疗注意事项

灸疗治病,总的原则,是以虚证、寒证和阴证为主,一切阳气虚陷,久病,久泄,痰饮,厥冷,瘰疬,痿痹等证,皆可用灸。另外,某些阳、热、实证,也可选用灸法治疗。还可针灸并用,如《针灸大成》中指出:"络满经虚,灸阴刺阳,经满络虚,刺阴灸阳。"

灸疗虽能治病,但是如果运用不当,也有弊病。如孕妇的腹部和腰骶部不宜施灸,颜面五官、阴部和有大血管的部位不宜施用直接灸,某些阳、热、实证不宜施灸,恐伤阴动血。

施灸量的多少、艾炷的大小,视具体情况而定。一般而言,初病体壮,施灸部位皮厚肉多,可大炷多壮;久病体弱,施灸部位皮薄肉少,宜小炷少壮;妇、儿施灸宜小宜少,壮男可大可多。另外,要结合具体病情,如沉寒痼冷,阳气欲脱者非大炷多壮才能收效;感冒、痈疽等证,若大炷多壮施灸过度,则恐邪火内郁造成不良后果。

灸疗方法容易掌握,但在实际操作时,需注意避免发生烧烫伤等事故。无论采用哪种灸法,都必须注意防止艾炷翻滚和艾火脱落,以免引起烧烫伤。施灸后皮肤出现潮红是正常现象。若施灸过重,皮肤可能发生水泡。轻者,水泡不大,不需治疗,可告诫病人注意不要擦破,几日后会自行吸收而愈;重者,水泡较大,需治疗,用消毒针沿皮穿刺,放出水液,外用消毒敷料保护,

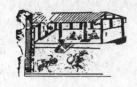
数日内即可痊愈。

　　注意灸治完毕时,一定要将艾炷、艾条等物熄灭,否则艾绒易复燃引发事故。

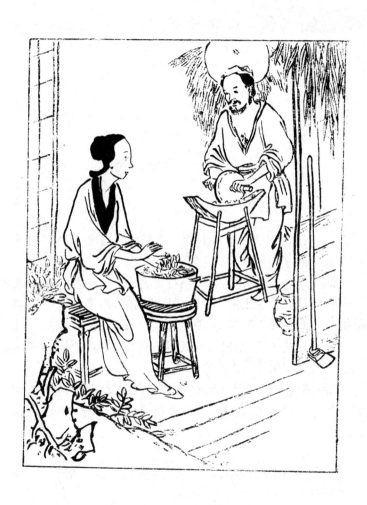

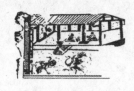

第二章 常用灸疗经穴

第一节 十四经常用灸穴

一、手太阴肺经

此经穴起于中府,止于少商。本经经穴分布在胸部的外上方、上肢的掌面桡侧和手掌及拇指的桡侧。

脉起中焦,下络大肠,返回循行胃的上口,通过横膈,上入属于肺脏,再从气管横出腋下,沿着上臂内侧,行于手少阴经与手厥阴经的前面,直至肘窝部,顺着前臂内侧前缘入寸口,经过鱼际,沿着鱼际的边缘,出拇指桡侧;其支脉从列缺处分出,一直走向食指桡侧,与手阳明大肠经相接。

此经多气少血,寅时(3~5时)气血注此。具有宣肺解表,止咳平喘,调理肺气,清肃肺金,宁心安神,调理脾胃,通经活络等功用。

1. 中府

【主治】 咳嗽,气喘,短气,痰多,胸痛,呕吐,遗尿,肩臂痛。

【功能】 宣肺利气,止咳平喘。

2. 云门

【主治】 咳嗽,气喘,胸中烦满热痛,肩臂痛不可举。

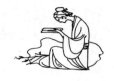

【功能】 泻肺除烦,蠲痹通络。

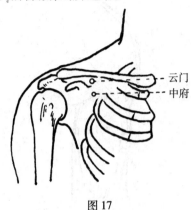

图 17

3. 天府

【主治】 咳嗽倚息不得卧,鼻衄,眩晕,胸痛,瘿瘤,上臂内侧痛。

【功能】 宣肺理气,祛风活络。

4. 侠白

【主治】 咳嗽,干呕,烦满,心痛,呕吐,胃痛,短气,胸痛,上肢内侧痛。

【功能】 宣通肺气,行气活血。

5. 尺泽

【主治】 咳嗽,气喘,咳血,潮热,胸部胀满,咽喉肿痛,小儿惊风,吐泻,肘臂弯痛。

【功能】 泻肺散邪,降逆平喘。

6. 列缺

【主治】 手腕扭伤,手腕无力,半身不遂,肩痹,咳嗽,气喘,头痛,牙痛,口眼歪斜,寒热症,胸背恶寒,掌中热。

【功能】 通经络,散寒热。

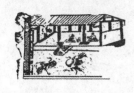

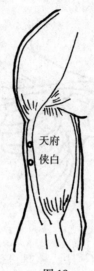

天府
侠白

图18

7. 太渊

【主治】 手腕扭伤,半身不遂,咳喘,胸痛,腕臂痛,无脉症。

【功能】 通脉疏经,活络止痛。

8. 鱼际

【主治】 感冒,咳喘,喉痹,失音,热病汗不出,小儿脾胃疾患。

【功能】 疏风泄热。

9. 少商

【主治】 中风昏迷,晕厥,癫狂,肢端麻木,喉痹,小儿惊风。

【功能】 苏厥救逆,利咽泄热。

二、手阳明大肠经

此经穴起于商阳,止于迎香。本经经穴分布在食指桡侧、上

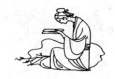

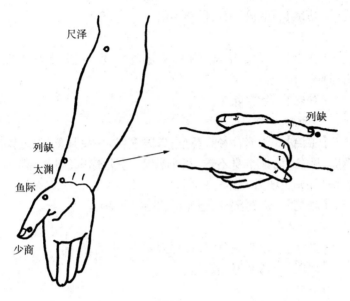

图 19

肢背面的桡侧及颈、面部。

其脉起于食指桡侧商阳穴,沿着食指桡侧的上缘,通过拇指、食指间的合谷穴,至腕上拇指后两筋间凹陷处,沿前臂上缘,至肘外侧,再沿上臂外侧前缘上肩,出肩峰前缘,交会于大椎穴,再下入缺盆,络肺,下膈,属于大肠;其支脉从缺盆上走颈部,通过面颊入下齿龈,回绕至上唇,交叉于人中,左脉向右,右脉向左,挟行于鼻孔两旁,与足阳明胃经相接。

此经气血俱多,卯时(5~7时)气血注此。本经具有泻阳明热,调理脾胃,宣肺理气,祛风镇静,醒脑开窍,通经活络等功用。

1. 商阳

【主治】 手指麻木,中风昏迷,晕厥,鼻衄,齿痛,耳鸣,耳聋,寒热疟疾。

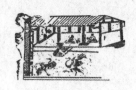
【功能】 醒脑开窍,散寒热。

2. 三间

【主治】 牙痛,喉痹,胸腹满,肠鸣腹泻,寒证,伤寒气热,手指屈伸不利。

【功能】 散寒除热。

3. 合谷

【主治】 头痛,齿痛,鼻疮,口眼歪斜,牙关紧急,中风昏迷,晕厥,癫狂,痫证半身不遂,指挛臂痛,小儿惊风,闭经,滞产,发热恶寒,头痛项强,无汗。

【功能】 开窍醒神,通经活络,疏风泻热。

4. 阳溪

【主治】 手腕关节痛,腕部腱鞘炎,头痛,牙痛。

【功能】 通经络,散风热。

5. 偏历

【主治】 口眼歪斜,上肢痹痛,小便不利,水肿,癫疾。

【功能】 祛风蠲痹,通调水道。

6. 手三里

【主治】 上肢麻木、不遂,口眼歪斜,齿痛颊肿,腹痛腹泻,腰痛。

【功能】 祛风通络,调气和中。

7. 曲池

【主治】 上肢不遂,手臂肿痛,腹痛腹泻,风疹,高热,咽喉肿痛。

【功能】 疏经通络,宽中利节,疏风泻热。

8. 肩髃

【主治】 肩臂痛,中风上肢不遂,痿证,诸瘿气,瘰疬,痹证上肢疼痛。

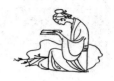

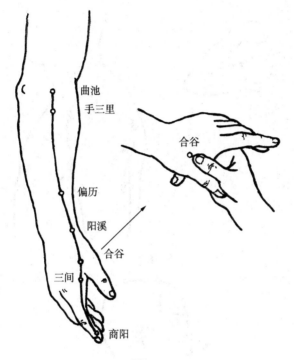

图 20

【功能】　通经活络,蠲痹定痛。

9. 迎香

【主治】　口眼歪斜,面部麻木,鼻渊,不闻香臭,鼻塞流涕。

【功能】　散风邪,通鼻窍。

三、足阳明胃经

此经穴起于承泣,止于历兑。本经经穴分布在头面部、颈部、胸腹部,下肢的前外侧面。

脉起于鼻孔两旁,上行到鼻根部,与旁侧足太阳经交会,向

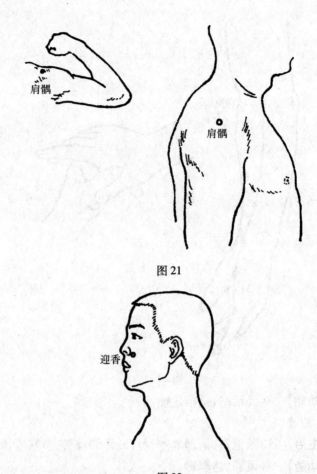

图 21

图 22

下沿鼻的外侧入上齿龈内,回出环绕口唇,相交于唇下承浆穴,
再向后沿腮下方出大迎穴,循颊车穴上至耳前,通过上关穴,沿
着发际上行至前额;面部支脉从大迎前下走人迎,循喉咙,入缺
盆,下膈,属胃,络脾;其直行的经脉,从缺盆下行,沿乳房内向下

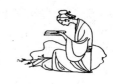

挟肚脐两旁而行,进入少腹两侧气冲穴;胃口下部支脉,从胃沿腹里向下到气冲穴会合,由此而下行至髀关穴,达伏兔穴,下至膝盖,沿胫骨外侧前缘,下经足背,入中趾内侧;胫部支脉从膝眼下3寸处分出,入中趾外侧;另一支脉从足背分出,进入足大趾内侧端与足太阴脾经相接。

此经多血多气,辰时(7~9时)气血注此。具有调理脾胃,调和气血,泻阳明热,利湿消肿,止咳平喘,补中益气,醒脑开窍,强身保健等功用。

1. 巨髎

【主治】　口眼歪斜,眼睑眴动,齿痛,风寒鼻塞。

【功能】　散风活络。

2. 地仓

【主治】　口歪,流涎,唇面麻木,眼睑眴动。

【功能】　疏风行气,活络通经。

3. 下关

【主治】　口眼歪斜,下颌关节炎,牙龈肿痛。

【功能】　消肿止痛。

4. 颊车

【主治】　中风牙关不开,口眼歪斜,失音,牙关疼痛。

【功能】　通经活络。

5. 乳根

【主治】　咳喘,胸下满闷,胸痛嗳气,噎膈,乳痈,乳汁少。

【功能】　活血消肿,宣肺通络,散寒镇痛。

6. 梁门

【主治】　胃痛,呕吐,食欲不振,肠鸣,腹胀,大便溏。

【功能】　健脾理气,和胃消积。

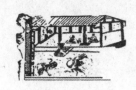
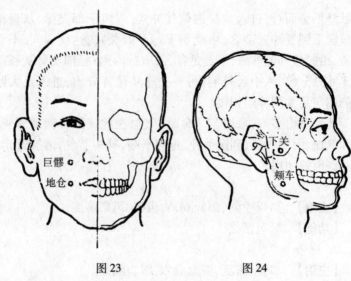

图 23   图 24

7. 天枢

【主治】 绕脐腹痛,呕吐,腹胀,水泻不止,赤白痢,久积冷气,痛经,月经不调,水肿,疝气,肠痈,便秘。

【功能】 健脾和胃,理气化湿。

8. 水道

【主治】 小腹胀满,疝气,痛经,小便不利,水肿。

【功能】 通利三焦。

9. 归来

【主治】 少腹疼痛,闭经,阴挺,白带,疝气,茎中痛,阴冷肿痛,不孕,夜尿,阳痿,睾丸上缩。

【功能】 理气散寒,通经活络。

10. 髀关

【主治】 下肢痿痹,髋关节痛,股痛,腰腿疼痛,足麻不仁,股内筋急,屈伸不利,小腹引痛。

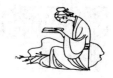

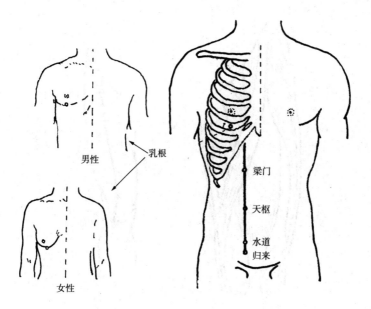

男性

乳根

女性

梁门

天枢

水道
归来

图 25

【功能】 散寒除湿,强腰股,通经络。

11. 梁丘

【主治】 膝肿痛,胃痛,下肢不遂,乳痈。

【功能】 活络通经,和胃通乳。

12. 犊鼻

【主治】 膝关节痛,屈伸不利,下肢痿软,麻木,脚气。

【功能】 散寒除湿,舒筋活络。

13. 足三里

【主治】 胃痛,呕吐,腹胀,肠鸣,消化不良,泄泻,便秘,痢疾,疳积,乳痈,头晕,耳鸣,短气,心悸,虚劳羸瘦,诸虚百损,水肿,脚气,膝胫酸痛,产妇血晕。

【功能】 调阴阳,补气血,健脾胃。

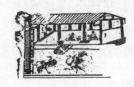

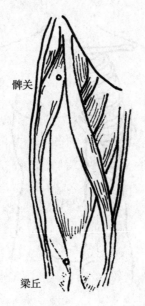

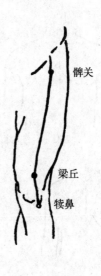

髀关

髀关

梁丘

犊鼻

梁丘

图 26

14. 上巨虚

【主治】 腹痛,痢疾,肠鸣,腹胀,便秘,肠痈,泄泻,中风瘫痪,脚气,足踝下垂,脚弱无力,胫前挛痛。

【功能】 调理肠胃,健脾散寒,起痿缓挛。

15. 丰隆

【主治】 咳嗽,哮喘,痰多,胸痛满闷,癫狂,痫证,头晕头痛,下肢痿痹、肿痛。

【功能】 和胃化浊,降痰镇静。

16. 解溪

【主治】 头面浮肿,眩晕,头痛,腹胀,便秘,下肢痿痹,癫证,足踝关节肿痛,足痿,足踝下垂。

【功能】 祛风化湿,通络镇痛。

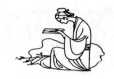

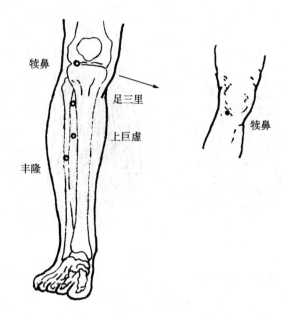

牍鼻

足三里

上巨虚

丰隆

牍鼻

图 27

17. 陷谷

【主治】 面目浮肿,水肿,肠鸣腹痛,足趾屈伸不利,足背肿痛。

【功能】 健脾消水,散风降逆。

四、足太阴脾经

本经穴起于隐白,终于大包。本经经穴分布在足大趾,内踝,下肢内侧,胸腹侧部。

脉起于足大趾内侧端隐白穴,沿着大趾内侧赤白肉际,经过大趾本节后的第一跖趾关节后面,上行至内踝前面,再上小腿肚,沿胫骨后面,交出足厥阴肝经的前面,上行膝内侧和大腿内

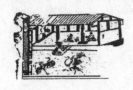
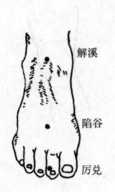
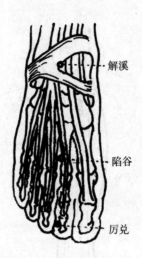

图 28

侧前缘入腹内,属脾,络胃,上膈,挟行于咽旁,连系舌根,散于舌下;其支脉从胃分出,上行过膈,注于心中。

此经少血多气,巳时(9～11 时)气血注此。具有调理脾胃,利尿消肿,益气摄血,调经止带,止咳平喘,宁心安神,清热解毒等功用。

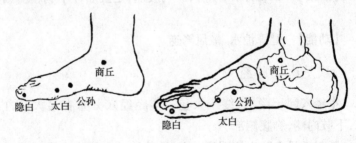

图 29

1. 隐白

【主治】 腹胀,暴泄,昏厥,慢惊风,多梦,癫狂,月经过时不

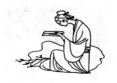

止,崩漏,吐血,衄血,尿血,便血。

【功能】 调血益脾,宁心安神。

2. 太白、公孙

【主治】 胃痛,腹胀,腹痛,肠鸣,呕吐,泄泻,痢疾,便秘,脚气,身体沉重。

【功能】 健脾和胃,理气化湿。

3. 商丘

【主治】 腹胀,肠鸣,泄泻,便秘,食不化,舌本强痛,黄疸,善太息,足踝痛。

【功能】 健脾利湿。

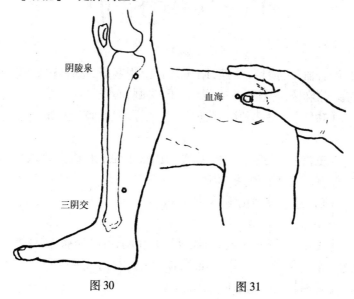

图 30　　　　　　　　　　图 31

4. 三阴交

【主治】 腹鸣腹泻,消化不良,水肿,小便不利,脚气,足痿痹痛,月经不调,崩漏,赤白带下,阴挺,经闭,恶露不行,难产,癥

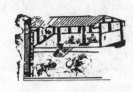
中国民间灸法绝技

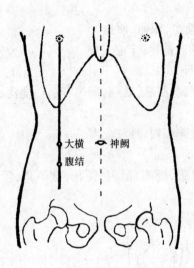

图 32

癥,产后血晕,遗精,梦遗,阳痿,疝气,阴茎痛,睾丸缩腹,遗尿,湿疹,荨麻疹,神经性皮炎,高血压,失眠,心悸。

【功能】 健脾利湿,调理气血,补益肝肾,调经止带。

5. 阴陵泉

【主治】 腹胀,水肿,暴泄,黄疸,小便不利或失禁,妇人阴痛,带下,阴茎痛,遗精,膝痛。

【功能】 健脾化湿,通利三焦。

6. 血海

【主治】 月经不调,痛经,经闭,崩漏,股内侧痛,皮肤湿疹,风疹,荨麻疹,下肢湿肿,阴部瘙痒,小便淋涩,气逆腹胀。

【功能】 调经理血,祛风除湿。

7. 腹结、大横

【主治】 虚寒性泻痢,腹痛绕脐,疝气,腹胀便秘。

【功能】 温中理气。

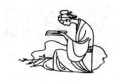

五、手少阴心经

本经穴起于极泉,终于少冲。本经经穴分布在腋下、上肢掌侧面的尺侧缘和小指的桡侧端。

脉起心中,出属于心脏的脉络,下膈,联络小肠;其向上的支脉从心系上挟咽,联系目系;其直行的支脉从心系上行于肺部,再出腋窝,沿着上臂内侧后缘,行于手太阴肺经和手厥阴心包经的后面,下行到肘内,再循前臂内侧后缘,直达掌后小指高骨的尖端,入掌内后侧,沿小指桡侧至末端少冲穴,与手太阳小肠经相接。

此经多气少血,午时(11~13时)气血注此。具有宁心安神,泻心火,养心阴,通经活络等功用。

1. 青灵

【主治】 头痛,振寒,目黄,胁痛,腋下肿痛,肩臂痛。

【功能】 舒经通络。

2. 少海

【主治】 心痛,癫痫,发狂,头痛,臂麻,手颤,健忘,失眠。

【功能】 养心安神,疏经调气。

3. 神门

【主治】 心痛,心烦,恍惚,健忘失眠,惊悸怔忡,痴呆悲哭,癫狂痫证。

【功能】 宁心安神。

4. 少冲

【主治】 心痛,心悸,胸胁痛,中风昏迷。

【功能】 通经活络,醒神开窍。

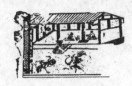

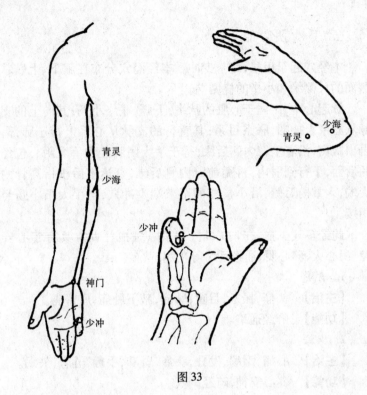

图33

六、手太阳小肠经

本经穴起于少泽,终于听宫。本经经穴分布在指、掌尺侧,上肢背侧面的尺侧缘,肩胛及面部。

脉起于手小指外侧端少泽穴,循手外侧上腕部,出于尺骨茎突,直上沿前臂外侧后缘,经尺骨鹰嘴与肱骨内上髁之间,沿上臂外侧后缘,出肩关节,绕行肩胛部,交会于大椎,向下进入缺盆,联络心脏,沿着食管,通过横膈,到达胃部,属于小肠;其支脉从缺盆循颈上面颊,到外眼角,折入耳中;另一支脉从颊部别走

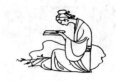

入眼眶下而抵鼻,至内眼角,与足太阳膀胱经相接。

此经多血少气,未时(13～15 时)气血注此。具有泻心火,养心阴,祛风活血,通络止痛等作用。

1. 少泽

【主治】 寒热汗不出,头痛,喉痹,胸闷,心烦,乳痛,乳汁不通。

【功能】 泻寒热,通经络,通乳。

2. 后溪

【主治】 头项强痛,肩背痛,手指拘挛疼痛,屈伸不利,耳鸣耳聋。

【功能】 祛风通络。

3. 养老

【主治】 肩、背、肘、臂痛,落枕,急性腰痛。

【功能】 舒筋通络,行气活血。

4. 小海

【主治】 头痛,目眩,颊肿,颈项肩臂外后侧痛,耳鸣,耳聋,癫痫,舞蹈病。

【功能】 祛风散邪,疏经通络。

5. 肩贞

【主治】 肩胛痛,手臂痛麻不能举,腋淋巴结核,舞蹈病,耳鸣耳聋。

【功能】 疏风活血,舒筋散结。

6. 臑俞、天宗、秉风、曲垣

【主治】 肩臂酸疼,肩痛引胛,拘急痛闷。

【功能】 通经活络镇痛。

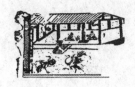

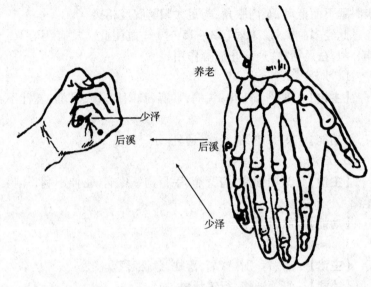

图34

七、足太阳膀胱经

本经穴起于睛明,终于至阴。本经经穴分布在眼眶、头、项、背腰部的脊柱两侧,下肢后外侧及小趾末端。

脉起于内眼角,上行经额部,交会于头顶;有一支脉从头顶到耳上颞部;其直行的经脉从头顶入里联络脑,回出分别下行项后,沿肩胛内侧,挟脊而行抵腰中,从脊旁肌肉进入体腔,络肾,属膀胱;腰部的支脉从腰中挟脊柱下行贯臀部,进入腘窝中;项部有支脉沿肩胛骨内缘直下,经过臀部(环跳)下行,沿着大腿后外侧,与腰部下来的支脉会合于腘窝中,由此向下通过小腿肚,出外踝之后,沿京骨而行,至小趾外侧端至阴穴。

此经多血少气,申时(15～17时)气血注此。具有宣肺解

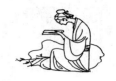

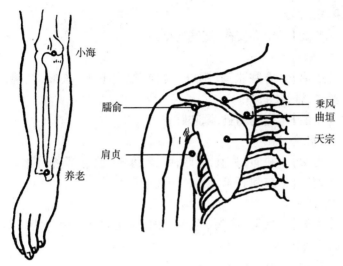

图 35   图 36

表,止咳平喘,调理脾胃,滋补肝肾,温阳利水,活血通络,止血定痛,调经止带,宁心安神,醒脑开窍等功用。

1. 大杼

【主治】 头痛,发热,鼻塞,颈项强直,肩胛酸痛,咳嗽。

【功能】 疏风散邪,舒筋通络。

2. 肺俞

【主治】 咳嗽,气喘,胸满,腰脊强痛,虚烦,肺痿咳嗽,骨蒸潮热,盗汗,小儿龟背。

【功能】 宣肺补虚。

3. 厥阴俞

【主治】 心痛,心悸,胸闷,短气,咳嗽,呕吐。

【功能】 宽胸理气。

4. 心俞

【主治】 心悸,失眠,健忘,惊悸,心烦,心痛,胸闷连背,遗

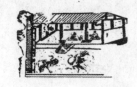

精,癫狂,痫证。

　　【功能】　宁心安神,宽胸通络。

5. 膈俞

　　【主治】　胃脘胀痛,呕吐,呃逆,饮食不下,咳嗽,气喘,吐血,背痛,脊强,心痛。

　　【功能】　宽胸利膈,调和脾胃。

6. 肝俞

　　【主治】　胁痛,黄疸,目眩,呃逆,寒疝,筋急,胃痛不食。

　　【功能】　疏利肝胆,温散寒邪。

7. 脾俞

　　【主治】　腹胀,腹泻,完谷不化,呕吐不思饮食,水肿,小儿疳积,慢性出血,月经过多。

　　【功能】　健脾化湿,理气和中。

8. 胃俞

　　【主治】　胃脘痛,霍乱,胃寒,腹胀而鸣,翻胃呕吐,食少纳呆,小儿消化不良。

　　【功能】　散寒益胃,理气消滞。

9. 肾俞

　　【主治】　肾虚腰痛,阳痿,遗精,遗尿,月经不调,白带,水肿,疝气,慢性腹泻,腰脊劳损。

　　【功能】　强腰益肾,利水散寒。

10. 气海俞

　　【主治】　腰痛,痛经,痔瘘。

　　【功能】　强腰通络,和血散风。

11. 关元俞

　　【主治】　腹胀,泄泻,腰痛,小便不利,遗尿,坐骨神经痛。

　　【功能】　培元强腰,通调水道。

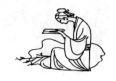

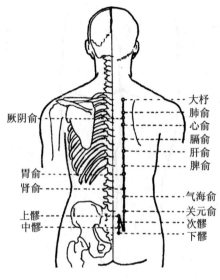

厥阴俞

胃俞
肾俞

上髎
中髎

大杼
肺俞
心俞
膈俞
肝俞
脾俞

气海俞
关元俞
次髎
下髎

图 37

12. 上髎、次髎、中髎、下髎

【主治】 虚寒性腰骶疼痛,下肢痿痹,月经不调,痛经,阴挺,带下,遗精,阳痿。

【功能】 温阳强腰,和血调经。

13. 殷门

【主治】 腰脊强痛,下肢痿痹,瘫痪,坐骨神经痛,急性腰扭伤。

【功能】 壮腰脊,强筋骨。

14. 委中

【主治】 腰痛,下肢痿痹,坐骨神经痛,偏瘫,腹痛,小便不利,吐泻。

【功能】 舒筋活络,利腰膝,止吐泻。

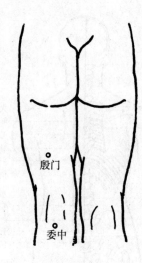

图 38

15. 承山

【主治】 腰腿拘急疼痛,坐骨神经痛,便秘,脱肛,痔疾。

【功能】 舒筋活络,理肠疗痔。

16. 昆仑

【主治】 腰尻痛,腘、腨、踝痛,头痛,目眩,难产,惊痫。

【功能】 祛风散邪,蠲痹通络。

17. 至阴

【主治】 难产,胎位不正,胞衣不下,小便不利,头痛,目痛,鼻塞。

【功能】 理气机,顺胞产,祛风散邪。

八、足少阴肾经

本经穴起于涌泉,止于俞府。本经经穴分布在足心,内踝后、跟腱前缘,下肢内侧后缘,腹部,胸部。

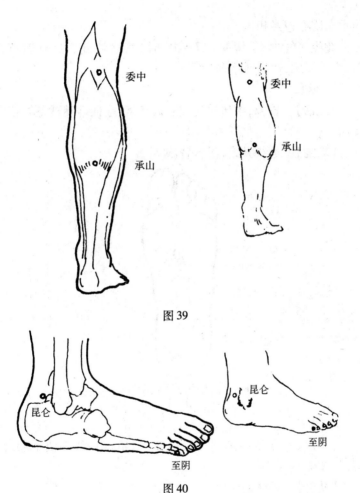

图39

图40

　　脉起于足小趾之下,斜入足心,出舟骨粗隆下,沿内踝后入足跟,再向上行于小腿肚内,出腘窝内侧,向上行大腿内后缘,贯通脊柱,属肾,络膀胱;其支脉从肾通过肝和横膈,进入肺中,沿喉咙上行,挟于舌根;另一支脉从肺部出来,络心,流注于胸中,

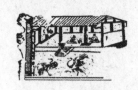
与手厥阴心包经相接。

此经多气少血,酉时(17～19时)气血注此。具有温补肾阳,滋养肾阴,通经活络等功用。

1. 涌泉

【主治】 昏厥,中风昏迷,腹泻,疝气,痿证,四肢厥逆,霍乱转筋。

【功能】 醒神开窍,温补肾阳。

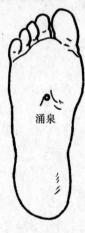

图 41

2. 然谷

【主治】 月经不调,阴挺,白浊,遗精,阳痿,小便不利,泄泻,下肢痿痹,足跗痛。

【功能】 补肾通经。

3. 太溪

【主治】 头痛目眩,咽喉肿痛,齿痛,耳鸣,耳聋,足跟痛,阳痿,遗精,月经不调。

【功能】 滋肾降火,通调冲任。

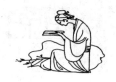

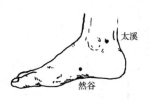
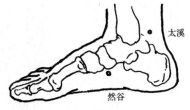

图 42

4. 复溜

【主治】 水肿,下肢浮肿,腰脊强痛,足痿,肠鸣,泄泻,盗汗,自汗。

【功能】 益肾强筋,利湿消肿。

5. 阴谷

【主治】 疝痛,小便难,阴中痛,小便淋漓,阳痿,月经不调,膝股内侧痛。

【功能】 祛湿通淋。

6. 横骨、大赫

【主治】 阴部痛,月经不调,痛经,不孕,阳痿,遗精,带下,子宫脱垂,泄泻。

【功能】 益肾气,理胞宫。

7. 四满

【主治】 腹胀,腹痛,腹水,水肿,疝气,月经不调,带下,不孕。

【功能】 行水利湿,调经止带。

8. 肓俞、商曲、石关

【主治】 胃脘痛,腹胀,呕吐,消化不良,腹中积聚,泄泻。

【功能】 温中和胃,消积化滞。

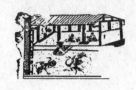
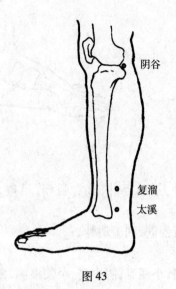

图 43

9. 神封

【主治】 胁胀,胸痛,妇人乳汁不通,乳痈,呕吐。

【功能】 理气通乳。

10. 彧中、俞府

【主治】 咳嗽,气喘,胸胁胀满,痰壅,呕吐,不嗜食。

【功能】 利气平喘,止咳化痰。

九、手厥阴心包经

本经穴起于天池,终于中冲。本经经穴分布在乳旁、上肢掌侧面中间及中指末端。

脉起胸中,出属心包络,下膈,从胸至腹依次联络三焦;其支脉循胸出胁,至腋下 3 寸处天池穴,上行到腋窝,沿上臂内侧,行于手太阴经与手少阴经脉之间入肘窝,向下行于前臂两筋之间入掌中,沿着中指达指端中冲穴;掌中有支脉从劳宫分出,沿着

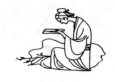

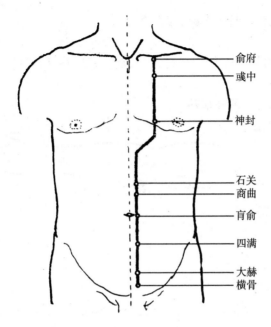

图 44

无名指到其端,与手少阳三焦经相接。

此经多血少气,戌时(19～21时)气血注此。具有宽胸理气,和胃降逆,开窍聪目,通经活络等功用。

1. 天池

【主治】　胸痛,胸闷,肋痛,乳痈,咳嗽,腋肿。

【功能】　理气宽胸。

2. 曲泽

【主治】　心痛,心悸,善惊,胃痛,呕吐,肘臂痛,上肢颤动。

【功能】　宽胸宁心,活络通经。

3. 内关

【主治】　胸痛,心痛,胃痛,心悸,呃逆,呕吐,肘臂挛痛。

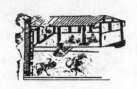
【功能】 理气宽胸,和胃降逆。

4. 劳宫

【主治】 中暑,中风昏迷,心痛,癫狂,痫证,口疮,口臭,鹅掌风。

【功能】 醒神泄热。

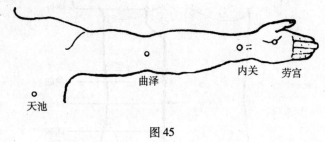

图45

十、手少阳三焦经

本经穴起于关冲,终于丝竹空。本经经穴分布在无名指外侧、手背、上肢外侧面中间,肩部、颈部、耳翼后缘,眉毛外端。

脉起于无名指末端关冲穴,向上出于第四、五掌骨间,沿着手背至手腕,出于前臂外侧桡骨尺骨之间,向上通过肘尖,沿上臂外侧,上达肩部,交出足少阳经的后面,向前入缺盆,分布于胸中,联络心包,下膈,从胸至腹属于三焦;其支脉从胸向上,出于缺盆,上走项部,沿耳后直上,出耳上额角,再下行至面颊部,到达眼眶下;另一支脉从耳后进入耳中,出走耳前,过上关穴前与下面颊的支脉相交叉,至外眼角与足少阳胆经相接。

此经多气少血,亥时(21~23时)气血注此。具有泻三焦火,平肝息风,醒脑开窍,调理脾胃,通调水道,通经活络等功用。

1. 液门、中渚

【主治】 头痛,目赤,耳鸣,喉痹,手臂痛,落枕,疟疾。

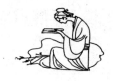

【功能】 疏风,散热,通络。

2. 外关

【主治】 肘臂痛,肘臂屈伸不利,手指疼痛,手颤,热病,头痛,耳鸣,胁痛。

【功能】 疏风泄热,通经活络。

3. 肩髎、天髎

【主治】 臂痛,肩重不能举,上肢麻痹瘫痪,胸中烦满。

【功能】 祛风湿,通经络,利关节。

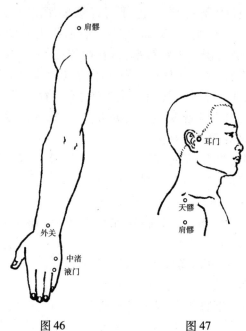

图 46   图 47

4. 耳门

【主治】 耳鸣,耳聋,聤耳,齿痛,颈颔痛。

【功能】 开窍益聪,通络止痛。

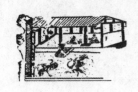

十一、足少阳胆经

本经穴起于瞳子髎,终于足窍阴。本经经穴分布在目外眦,颞部,耳后,肩部,胁肋,下肢外侧,膝外侧,外踝的前下方,足第四趾端等部位。

脉起于外眼角旁瞳子髎穴,上抵头角,下循耳后,循颈至肩与手少阳经脉相交后入缺盆;耳部的支脉从耳后入耳中,出走耳前,到外眼角后方;有支脉从外眼角处分出,下走大迎穴,向上与手少阳三焦经相合,至眼眶下,下行经颊车,循颈与前脉会合于缺盆,然后下行至胸中,贯膈,络肝,属胆,沿着胁肋内,出气冲穴,绕外阴毛际,横入于环跳部;其直行的经脉,从缺盆下走腋,循侧胸,过季胁,会合于环跳穴处,再向下沿大腿外侧至膝外侧,下经腓骨前面达腓骨下段,下至外踝前,沿足背入第四趾外侧端足窍阴穴;足背有支脉从足临泣处分出,沿第一、二跖骨之间出大趾端,与足厥阴肝经相接。

此经多气少血,子时(23～1时)气血注此。具有泻肝胆火,平肝息风,疏肝理气,利尿消肿等功用。

1. 听会、上关

【主治】 耳鸣,耳聋,聤耳流脓,齿痛,口眼㖞斜,面痛,头痛,口噤不开。

【功能】 开窍益聪,通经活络,疏散风热。

2. 风池

【主治】 感冒风寒,头痛,颈项强痛,眩晕,中风,口眼㖞斜,瘿气。

【功能】 祛风发表,活血通经。

3. 肩井

【主治】 肩背痹痛,手臂不举,颈项强痛,乳痈,难产,落枕,

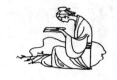

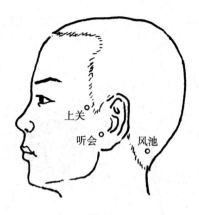

图 48

痰壅,咳逆。

【功能】 疏经通络,理气降痰。

4. 日月

【主治】 胁肋疼痛、胀满,呕吐,吞酸,呃逆,黄疸,肋间神经痛,膈肌痉挛。

【功能】 疏利肝胆,和胃降逆。

5. 京门

【主治】 腹胀肠鸣,泄泻,腰胁痛,溢饮,小便不利。

【功能】 化气利水,和中止泻。

6. 带脉、五枢、维道

【主治】 月经不调,赤白带下,阴挺,疝气,少腹痛,腰胯痛。

【功能】 调经止带,调理冲任。

7. 环跳

【主治】 风寒湿痹,腰胯腿痛,半身不遂,坐骨神经痛。

【功能】 除湿散寒,蠲痹通经。

8. 风市、中渎

【主治】 中风半身不遂,下肢痿痹,麻木,遍身瘙痒,脚气。

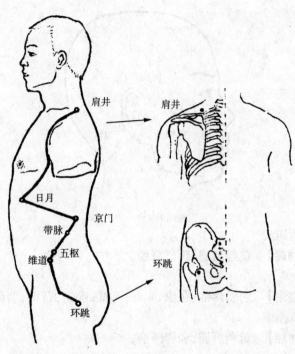

图 49

【功能】 祛风散寒,除湿通络。

9. 阳陵泉

【主治】 膝部肿痛,屈伸不利,半身不遂,下肢痿痹、麻木,胁肋痛,口苦,黄疸。

【功能】 舒筋活络,通利关节,疏利肝胆。

10. 悬钟

【主治】 半身不遂,颈项强痛,膝腿痛,胸腹胀满,胁痛,脚气。

【功能】 祛风除湿,理气行滞。

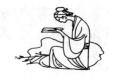

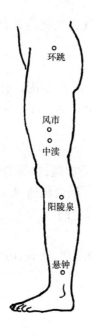
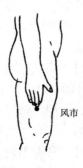

环跳

风市

中渎

阳陵泉

悬钟

风市

图 50

十二、足厥阴肝经

本经穴起于大敦,止于期门。本经经穴分布在足背,内踝前,胫骨内侧面,大腿内侧,前阴,胁肋部。

脉起于足大趾毫毛部大敦穴,沿足背上行,经过内踝前 1 寸处,向上至内踝上 8 寸处交叉于足太阴经的后面,上行膝内侧,沿大腿内侧入阴毛中,环绕阴器,上至少腹,挟胃上行,属肝,络胆,向上通过横膈,分布于胁肋,沿喉咙之后上入鼻咽部,连接目系,上出于额,与督脉会合于巅顶;其支脉从目系下行颊里,环绕唇内;另一支脉从肝分出,通过横膈,向上流注于肺,与手太阴肺经相接。

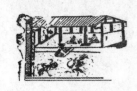

此经多血少气,丑时(1～3时)气血注此。具有疏肝理气,平肝息风,泻肝胆火,主疏泄等功用。

1. 大敦

【主治】 疝气,少腹痛,胸胁痛,月经不调,崩漏,阴挺,经闭,遗尿,癃闭,癫痫。

【功能】 理气调经,疏肝解痉。

2. 行间

【主治】 月经不调,痛经,白带,阴中痛,胸胁满痛,呃逆,小便淋痛,头痛,目眩,耳鸣,小儿惊风,下肢内侧痛,足跗肿痛。

【功能】 疏肝理气,调经止带,泄肝热。

3. 太冲

【主治】 头痛,眩晕,疝气,月经不调,腹胀,胁痛,癫痫,小儿惊风,呃逆,足跗痛,下肢痿痹。

【功能】 理气血,泄肝火。

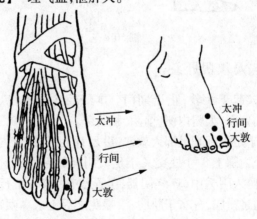

图51

4. 蠡沟

【主治】 月经不调,赤白带下,阴痒,阴挺,疝气,小便不利,

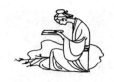

睾丸肿痛,足痉痿痹。

【功能】 疏肝理气,调经利湿。

5. 膝关

【主治】 膝髌肿痛,屈伸不利,寒湿走注,历节风痛,下肢痿痹。

【功能】 祛风湿,通经脉,利关节。

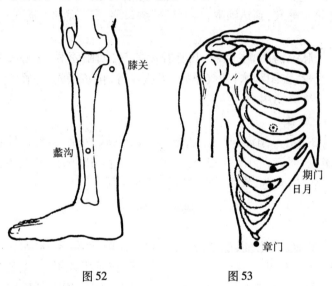

图 52　　　　　　　图 53

6. 章门

【主治】 胸胁痛,腹胀,腹痛,肠鸣,呕吐,黄疸,痞块,奔豚,疝气,泄泻,小儿疳积。

【功能】 疏肝健脾,理气化湿。

7. 期门

【主治】 胸胁胀满疼痛,腹胀,呕吐,呃逆,食欲不振,奔豚,咳喘,疝气,乳痈,小便不利。

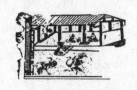
【功能】 疏肝理气,宽中利湿。

十三、任　脉

本经穴起于会阴,止于承浆。本经经穴分布在会阴、腹、胸、颈、下颌部的正中线上。

脉起于小腹内,下出会阴,向上行于阴毛部,沿着腹内,向上经过关元等穴,到达咽喉,再上行环绕口唇,经过面部,进入目眶下。

任脉统诸阴,主胞胎,具有补中益气,回阳固脱,宁心安神,调经止带,温阳利水,理气止痛,调理脾胃,止咳平喘,凉血止血,通经活络等功用。

1. 中极

【主治】 阳痿,早泄,遗精,白浊,遗尿,小便不利,月经不调,痛经,崩漏,经闭,阴挺,赤白带下,产后恶露不尽,胎衣不下,腹痛,疝气,奔豚,水肿,下元虚冷,不孕。

【功能】 补元阳,调经血,利膀胱。

2. 关元

【主治】 阳痿,遗精,脱肛,虚脱,遗尿,小便不利,水肿,尿频急,月经不调,经闭,痛经,崩漏,带下,产后恶露不尽,阴挺,疝气,奔豚,腹痛,泄泻,中风脱证,下元虚冷,霍乱,痢疾,尸厥。

【功能】 补肾壮阳,培元固脱,调经止带。

3. 神阙

【主治】 中风脱证,虚脱,久泻久痢,肠鸣腹痛,疝气,奔豚,五更泻,脱肛,小便不禁,水肿腹胀,五淋,霍乱,尸厥。

【功能】 温阳固脱,苏厥救逆,补中理气。

4. 水分

【主治】 肠鸣腹泻,水肿,臌胀,小便不利,头面浮肿,呕吐,

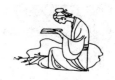

腰脊强急。

【**功能**】 调脾胃,利水气。

5. 中脘、上脘

【**主治**】 胃痛,脘腹胀痛,呕吐,吞酸,呃逆,腹胀,肠鸣,泄泻,积聚,奔豚,霍乱,饮食不化,虚劳吐血。

【**功能**】 健脾益胃,和中降逆,理气消滞。

6. 膻中

【**主治**】 咳嗽,气喘,胸痹心痛,心悸,乳少,乳痈,乳房痞块,噎膈,呃逆。

【**功能**】 宽胸降逆,宣肺止咳,利气通乳。

第二章　常用灸疗经穴

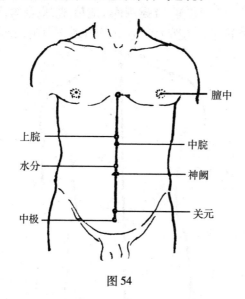

图 54

十四、督　脉

本经穴起于长强,止于龈交。本经经穴分布在尾骶、腰背、

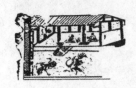
颈项、头面、鼻口部的正中线上。

脉起于小腹内,下出会阴,向后行于脊柱的内部,上达项后风府,进入脑内,上行头顶,沿前额下行至鼻。

督脉为诸阳之会,具有补中益气,回阳固脱,醒脑开窍,宁心安神,调理脾胃,利水消肿,调经止带,泻热止痛,解表散邪等功用。

1. 腰俞、腰阳关

【主治】 腰骶疼痛,下肢痿痹,足冷筋挛,月经不调,带下清冷,腹泻,遗精,阳痿。

【功能】 温下焦,强腰脊,通经脉。

2. 命门

【主治】 虚损腰痛,脊强,阳痿,遗精,遗尿,泄泻,脱肛,白浊,月经不调,带下清冷,五劳七伤,胎元不固,头晕耳鸣,手足冷逆。

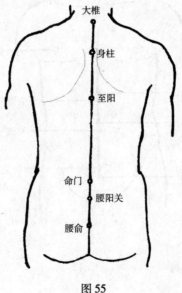

图 55

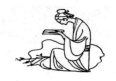

【功能】 温肾壮阳,固精止带,培元补虚。

3. 至阳

【主治】 胸胁胀痛,背心痛,脊强,咳喘。

【功能】 理气宽胸,利膈调中。

4. 身柱

【主治】 身热,头痛,咳嗽,气喘,惊厥,腰脊强痛。

【功能】 解表散邪,定惊宁神。

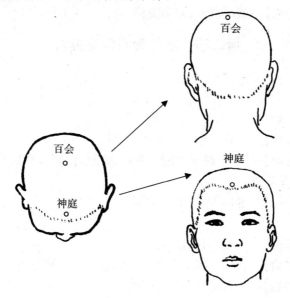

图56

5. 大椎

【主治】 外感寒热,项强,咳嗽,肺胀喘逆,骨蒸潮热,肩背痛,腰脊强,五劳七伤,虚损乏力,小儿惊风,霍乱。

【功能】 疏风散寒,补肺定喘。

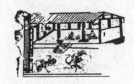
6. 百会

【主治】 虚脱,不省人事,头痛,眩晕,惊悸,耳鸣,健忘,感冒,脱肛,阴挺,泄泻,癫狂,痫证,瘾症,尸厥,中风不语。

【功能】 升阳固脱,苏厥醒脑,息风安神。

7. 神庭

【主治】 癫痫,惊悸,失眠,眩晕,鼻塞,清涕,鼻渊,头痛,流泪。

【功能】 疏风散邪,通窍安神。

第二节 经外奇穴常用灸穴

一、头 部

1. 四神聪

【部位】 在百会前后左右各 1 寸处。

【主治】 头痛,眩晕,癫狂,痫证,失眠,健忘,偏瘫,脑积水,大脑发育不全。

【功能】 健脑安神,温阳散邪。

2. 印堂

【部位】 两眉头连线中点。

【主治】 头痛,头晕,鼻渊,鼻塞,感冒,急、慢惊风,失眠。

【功能】 祛风通窍,息风宁神。

3. 上迎香

【部位】 在鼻唇沟上端尽处。

【主治】 各型鼻炎,如过敏性、肥大性、萎缩性鼻炎,鼻窦炎,头痛,鼻塞。

【功能】 祛风邪,通鼻窍。

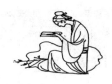

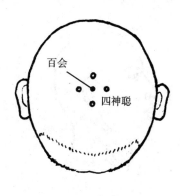

图 57

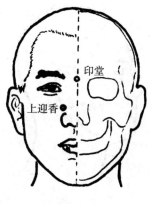

图 58

4. 牵正

【部位】　在耳垂前 0.5～1 寸。

【主治】　口眼歪斜,下牙痛,面神经麻痹,腮腺炎。

【功能】　疏风泄热,通经活络。

5. 翳明

【部位】　在翳风穴后 1 寸。

【主治】　目疾,如近视、远视、雀目、青盲,早期白内障;耳鸣,眩晕,头痛。

【功能】　祛风明目。

6. 安眠

【部位】　在翳风穴与风池穴连线之中点处。

【主治】　失眠,眩晕,心悸,癫痫,精神病。

【功能】　镇静安神。

7. 扁桃穴

【部位】　下颌角下缘,颈动脉前方处。

【主治】　咽喉疼痛。

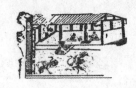

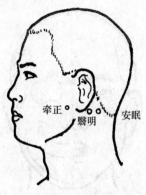

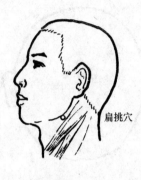

图 59　　　　　　　　　　图 60

【功能】　泄热利咽。

二、胸腹部

1. 三角灸

【部位】　以患者两口角长为一份,取三份长作三折或三角,如△样,以一角按脐心,两角在脐下两旁尽处是穴。

【主治】　疝气,奔豚,绕脐疼痛,妇人不孕。

【功能】　温阳散寒,行气止痛。

2. 利尿穴

【部位】　在脐下 2.5 寸。

【主治】　癃闭,小便淋漓,血尿,泄泻,痢疾,子宫下垂,胃下垂。

【功能】　利尿通淋,益气固脱。

3. 脐中四边

【部位】　在脐中上、下、两旁各 1 寸。

【主治】　胃脘疼痛,腹中雷鸣,泄泻,消化不良,水肿,疝痛。

【功能】　温中行气,消滞化浊。

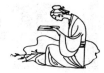

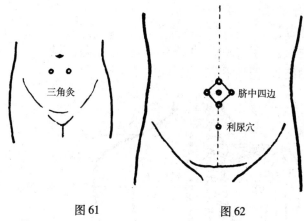

图 61　　　　　　　　图 62

4. 提托

【部位】　在关元穴旁开 4 寸。

【主治】　子宫脱垂,腹痛,痛经,疝痛,肾下垂。

【功能】　升阳举陷,通经止痛。

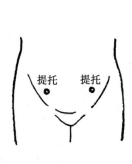

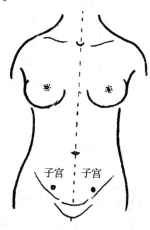

图 63　　　　　　　　图 64

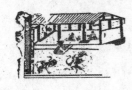
5. 子宫穴

【部位】 在中极两旁各旁开3寸。

【主治】 子宫脱垂,月经不调,痛经,崩漏,不孕。

【功能】 调经举陷。

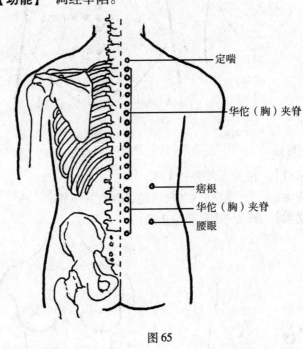

图65

三、背腰部

1. 定喘

【部位】 在大椎穴旁开0.5寸。

【主治】 咳嗽,哮喘,落枕,肩背痛。

【功能】 理气宣肺,止咳定喘。

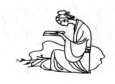

2. 痞根

【部位】 在第 1 腰椎下,各旁开 3.5 寸。

【主治】 痞块,肝脾肿大,疝痛。

【功能】 温通经络,消癥散结。

3. 腰眼

【部位】 在腰上两旁微陷处。

【主治】 腰痛,虚劳,妇科疾患。

【功能】 活血通络,强腰健体。

4. 华佗夹脊

【部位】 在第 1 胸椎至第 5 腰椎,各椎棘突下旁开 0.5 寸。

【主治】 适应范围广泛。上胸部穴位治疗心、肺、上肢疾病,下胸部穴位治疗胃肠疾病,腰部穴位治疗腰、腹、下肢疾病。

【功能】 调理脏腑,通经活络。

四、上肢部

1. 落枕

【部位】 手背第 2～3 掌骨间掌指关节后约 0.5 寸。

【主治】 落枕,肩臂痛,手指麻木,五指不能屈伸。

【功能】 通经活络,解肌柔痉。

2. 八邪

【部位】 手十指歧缝中。

【主治】 手指麻木,手背肿痛,头项强痛。

【功能】 疏经活络。

3. 腰痛点

【部位】 双穴,一穴在虎口下两旁歧有圆骨处,一穴在四指、五指夹界下半寸。

【主治】 急性腰扭伤。

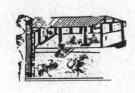

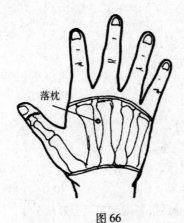

落枕

八邪

图66　　　　　　图67

【功能】　活血通络。

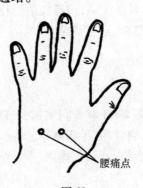

腰痛点

图68

4. 大骨空、小骨空

【部位】　大骨空,在手大拇指第二节尖上;小骨空,在手小指第二节尖上。

【主治】　目痛,目翳,内障。

【功能】　泄热,明目,退翳。

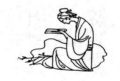

5. 中魁

【部位】 在中指第二节尖。

【主治】 噎膈,翻胃,呕吐,呃逆,白癜风。

【功能】 降逆止呃。

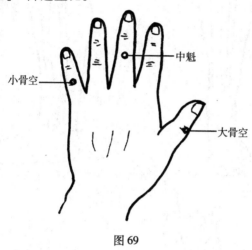

小骨空━━━

━━中魁

大骨空

图69

五、下肢部

1. 阑尾穴

【部位】 在足三里穴下2寸稍前处。

【主治】 急、慢性阑尾炎,胃脘疼痛,消化不良,下肢痿痹。

【功能】 调理肠腑,通下积滞。

2. 胆囊穴

【部位】 在阳陵泉下1寸左右之压痛点处。

【主治】 急、慢性胆囊炎,胆石症,胆道蛔虫症,胆绞痛,胁痛,下肢痿痹。

【功能】 泄热利胆,缓急止痛。

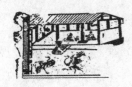

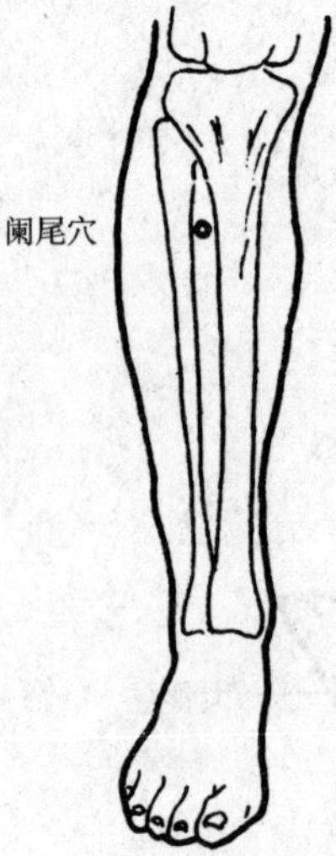

阑尾穴

图 70

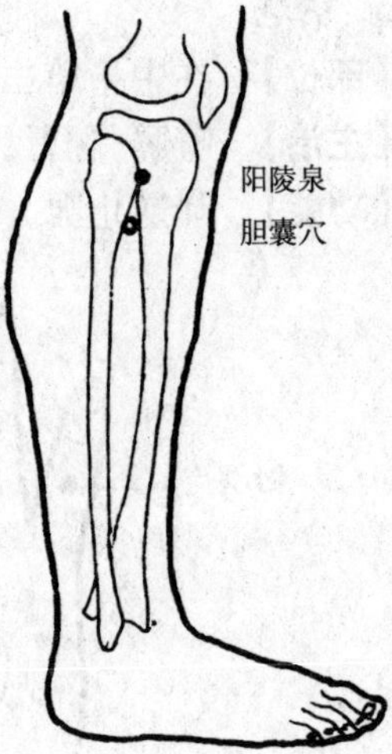

阳陵泉
胆囊穴

图 71

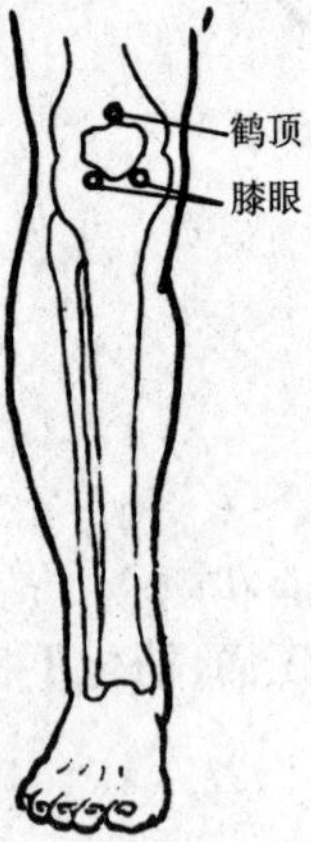

鹤顶
膝眼

图 72

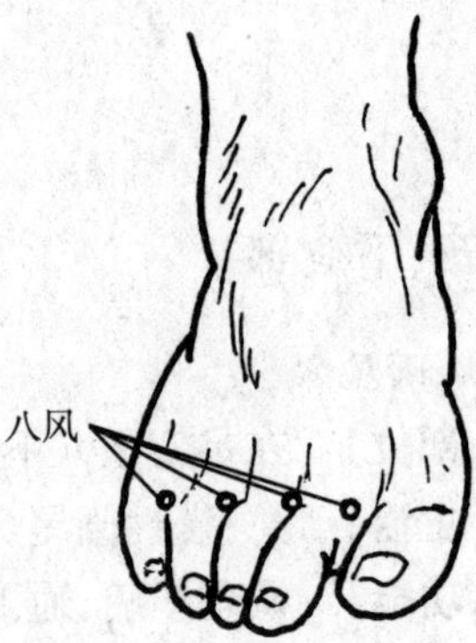

八风

图 73

3. 膝眼、鹤顶

【部位】 膝眼,在膝头骨下,两旁凹陷中;鹤顶,在膝盖骨尖上。

【主治】 膝关节酸痛,鹤膝风,腿足无力,脚气。

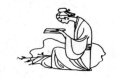

【功能】　祛风除湿,温经蠲痹。

4. 八风

【部位】　在足第一至第五趾歧缝间,左右共 8 穴。

【主治】　足跗肿痛,脚弱无力,头痛,牙痛。

【功能】　疏风散热,消肿止痛。

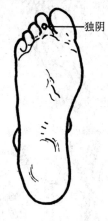

独阴

图 74

5. 独阴

【部位】　在足第二趾下横纹中。

【主治】　卒心痛,胸胁痛,月经不调,胞衣不下,死胎。

【功能】　宽胸理气,调经下胞。

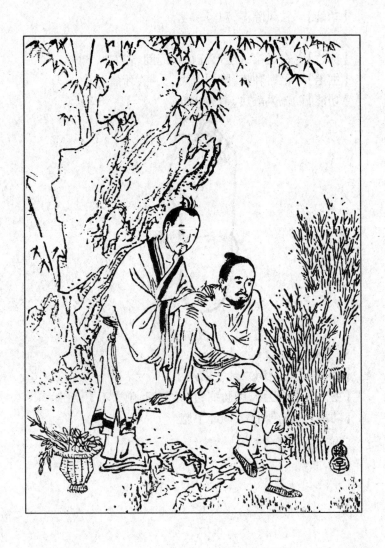

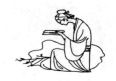

第三章　常见病民间灸法

第一节　内科病证

一、中　风

中风是以口眼歪斜,语言謇涩,半身不遂,甚至突然昏仆,不省人事为主症的一类疾病。本病因素体正气不足,脏腑阴阳失调,肝肾阴虚,肝阳上亢,或饮食不节,脾失健运,聚湿生痰,或情志郁结,五志化火,导致肝风夹痰浊上扰,血随气逆。若上蒙清窍,则突然昏仆,不省人事,为中脏腑;气血上逆,风痰阻闭为闭证,元阳虚脱为脱证;若横窜经络,则口眼歪斜,语言不利,半身不遂,为中经络。中风属本虚标实之证,治分缓急轻重,虚则补,实则泻。

(一)民间灸法

1. 艾火灸

1)中脏腑

(1)闭证

取穴:人中、内关、太冲、劳宫、足三里、丰隆。

灸法:人中、内关用针刺,太冲、劳宫、足三里、丰隆用艾条悬

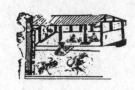

灸。

（2）脱证

取穴；关元、神阙、百会、气海、命门、足三里。

灸法：神阙用隔盐灸，其他穴位用艾条悬灸，或大艾炷灸之，壮数宜多。

2）中经络

（1）半身不遂

取穴：肩髃、曲池、合谷、外关、环跳、阳陵泉、解溪、足三里、昆仑。

灸法：艾条悬灸，或艾炷灸，每次 3～5 穴，每穴 5～10 分钟，或 5～7 壮。初病每日灸 1 次，恢复期隔日 1 次，亦可先针后灸。

（2）口眼歪斜

取穴：翳风、地仓、颊车、下关、合谷、太冲。

灸法：艾条悬灸，每次每穴 5～10 分钟，或先针后灸。

2. 太乙神灸

取穴；肩髃、曲池、手三里、外关、环跳、足三里、阳陵泉、绝骨、昆仑、解溪。

配穴：手足拘挛者，加曲泽、大陵、曲泉、照海等穴。

灸法：太乙神针按灸，每次选用 4～6 穴，每穴 5～15 次，每日或隔日 1 次，10 次为 1 个疗程，亦可用百发神针灸法。

3. 桃仁敷灸

取桃仁、栀仁各 7 枚，麝香 0.3 克。上药共研细末，密贮备用。敷灸时取上药末，用白酒适量调如膏状，男左女右敷贴于劳宫穴，外以胶布固定即可。每周换敷 1 次，敷灸期间适当休息，减少谈话，如局部起水泡，应谨防感染，忌食辛辣。

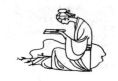

（二）单穴灸法

1. 隔盐灸

卒中暴脱，若口开手撒、遗尿者，取神阙（肚脐）穴，隔盐灸，可灸至100～500壮。

2. 手三里灸

偏风手臂不仁，拘挛难伸，灸手三里，或灸腕骨。每次10～30分钟，或灸至15～30壮。

3. 昆仑灸

步行无力，肢体疼痛，灸昆仑穴，日1次，每次10～30分钟。

（三）古代验方

1）言语謇涩，半身不遂，百会、耳前发际、肩井、风市、足三里、绝骨、曲池7穴同时艾灸各3壮，左病灸右，右病灸左（《针灸资生经》）。

2）中风痰涌，六脉沉伏，昏不知人，声如牵锯，宜于关元、丹田多灸之（《济生方》）。

3）中风筋急不能行，内踝筋急，灸内踝上40壮；外踝筋急，灸外踝上30壮（《针灸大成》）。

4）中风不语，不省人事，顶门灸7壮（《医学纲目》）。

二、眩　晕

眩晕是以头晕眼花为主的一种自觉症状，甚者天旋地转，如坐舟车，不能站立，并常伴有恶心、呕吐等症。眩晕，多由风、火、痰、虚所致。若素体虚弱，或心脾两虚，气血生化之源不足，不能上荣头目，或因房事不节，肾精暗耗，髓海空虚，导致眩晕者为虚证。若因情志失调，郁怒动肝，致肝阳上亢，或嗜食甘肥，湿盛生

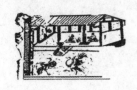
痰,痰浊上扰,导致眩晕者为实证。虚宜补,实则泻。

(一)民间灸法

1. 艾火灸

1)虚证

取穴:百会、风池、肾俞、足三里。

灸法:艾条每日灸 1 ~2 次,每穴灸 3 ~5 分钟。

2)实证

取穴:风池、肝俞、太冲、行间、中脘、内关、丰隆。

灸法:每次取 3 ~5 穴,艾条悬灸,每穴 5 ~10 分钟,每日 1 次,艾炷灸亦可。

2. 温针灸

取穴同艾火灸,每次选用 2 ~4 穴,每穴每次施灸 2 ~3 壮,或灸 10 ~20 分钟,每日 1 次,5 次为 1 个疗程。

3. 苇管器灸

苇管器灸耳道 3 ~9 壮,适应于虚性眩晕。如属梅尼埃综合征之眩晕,加针听宫和翳风效果更佳。苇管器施灸法详见第一章第二节。

(二)单穴灸法

1. 百会隔姜灸

将鲜姜切成 0.3 厘米厚的薄片,上穿数孔,用熟艾绒制成 1.5 厘米×1.5 厘米之圆锥形艾炷。把艾炷放在姜片上点燃施灸,以患者能耐受之最热的感觉为最佳温度,不宜过烫,防止烧伤。如果患者感觉过热,可在姜片下再放一层薄薄的姜片,以调整到最适宜的温度。每日灸治 1 次,每次 7 ~10 壮,10 日为 1 个疗程。

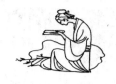

2. 百会压灸法

用压灸法直接灸百会穴,每壮取艾绒如花生仁大小,约烧至半段即用力压熄,压的力量从轻到重。此时患者有热力从头皮钻入脑内的舒适感觉。施灸过程40~50分钟,不计壮数。

(三)古代验方

1)目眩,通里、解溪均灸(《类经图翼》)。

2)头痛眩晕,脑空、目窗各灸21壮(《扁鹊心书》)。

三、头 痛

头痛是指以头的某些部位或全头疼痛为主要表现的病证。可由多种原因引起,中医认为多由外感风邪,积热内蕴,肝阳上亢,痰湿内阻和体质虚弱等原因导致。诊治时,根据疼痛的部位,发病的新久及兼夹症等辨证论治。

(一)民间灸法

1. 艾火灸

取穴:百会、合谷、阿是穴。

配穴:风邪者加风池;夹寒者加肺俞;风热者加大椎、曲池;夹湿者加足三里;肝阳上亢者加行间、太冲;瘀血者加血海;气血虚者加气海、足三里、肝俞、脾俞。

灸法:每日灸1~2次,每次取5~7穴,用艾条悬灸。

2. 薄荷叶敷灸

取鲜薄荷叶适量,捣烂如泥膏状,制成蚕豆大药团数枚,敷灸时用手指轻压贴于穴位上。取穴:太阳、阳白、印堂,每日敷贴1次,每次4~6小时。适用于外感头痛。

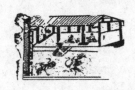

3. 生姜敷灸

取鲜姜适量,捣如泥膏状,制成黄豆大姜团数枚(不要去姜汁),敷于太阳穴,上盖油纸固定即可,每日 1 次,每次 1 ~ 2 小时。适用于风寒头痛。

(二)单穴灸法

1. 隔姜灸

取头痛局部,以小艾炷隔姜灸,先灸一侧痛处 5 壮,再灸另一侧,每日 1 次。

2. 风池灸

取风池穴,艾条悬灸,每日 1 次,每次 5 ~ 10 分钟。

(三)古代验方

1)偏正头痛,脑空、风池、列缺、太渊、合谷、解溪,上穴均用灸法(《神灸经纶》)。

2)若风入太阳,则偏头风,或左或右,痛连两目及齿,灸脑空穴 21 壮(《扁鹊心书》)。

3)八月朔日收取露水,磨墨点太阳穴,止头痛,谓之天灸(《本草纲目》)。

四、面 瘫

面瘫,即面神经麻痹,俗称口眼歪斜。本病发病急速,为单纯性的一侧面颊筋肉弛缓,无半身不遂,神志不清等症状。此病可发生于任何年龄,多见于 20 ~ 40 岁男性。本病多由络脉空虚,风寒风热之邪,乘虚侵袭面部筋脉,以致气血阻滞,肌肉纵缓不收而成面瘫。

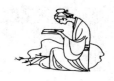

（一）民间灸法

1. 艾火灸

取穴:翳风、颊车、地仓、合谷。

配穴:风邪胜者加风池,正气虚者加足三里。

灸法:艾条悬灸,每穴5～10分钟。

2. 太乙神灸

取穴:下关、地仓、颊车、合谷。

灸法:以太乙神针点按穴位,每穴按灸5～10次。

3. 温针灸

取穴:下关、颊车、地仓、太阳、颧髎、四白、攒竹、风池、合谷(健侧)。

配穴:迎香、阳白、人中、承浆、牵正。

灸法:每次选用5～7穴,上述穴位交替使用,每次1～2壮。

4. 隔皂角糊灸

将皂角末50克,加醋调成糊状,左侧歪斜将药糊敷于右颊车、承浆穴;右侧歪斜敷于左颊车、承浆穴,上置艾炷,灸5～10壮,每日1～2次,5～7次为1个疗程,疗程间隔3天。

5. 苇管器灸

每次灸3～9壮,每日1～2次,10日为1个疗程。治疗期间勿用凉水洗脸,冬天出门应戴口罩。

6. 药锭灸

救苦丹一号,于局部、循经取穴施灸。详见第一章第二节。

（二）单穴灸法

1. 巴豆敷灸

取巴豆1枚,将仁剥出压碎,敷于病侧颊车穴(可配合热

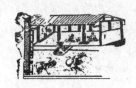
敷)。

2. 翳风灸

取翳风穴,艾条悬灸。

(三)古代验方

1)口眼㖞斜(灸)听会、颊车、地仓。㖞向左者灸右,㖞向右者灸左。艾炷如麦粒大,各灸 27 壮(《针灸资生经》)。

2)凡㖞向右者,为左边脉中风而缓也,宜灸左㖞陷中 14 壮;凡㖞向左者,为右边脉中风而缓也,宜灸右㖞陷中 14 壮。艾炷大如麦粒,频频灸之,以取尽风气,口眼正为度(《卫生宝鉴》)。

五、痹 证

痹证是以皮肤、肌肉、筋脉、关节等处酸麻、重着、疼痛,甚至关节红肿灼热,屈伸不利为主症的一种病证。此病主要由脏腑气血亏虚,正气不足,以致营卫之气不固,风、寒、湿三气乘虚内入肌腠、经络,深伏筋骨,流注关节而成。任何年龄、性别均可患病,尤以潮湿、寒冷、气候急剧变化的地区多见。以症状分类,则有行、痛、着、热痹之别;以病位的浅深而分,又有皮、肌、脉、筋、骨之殊。治则重在温经散寒,祛风除湿,通经活络。

(一)民间灸法

1. 艾火灸

取穴:肩部:肩髎、肩髃、肩贞;肘臂:曲池、外关、腕骨;背脊:大椎、身柱、肾俞、腰阳关;髋股部:环跳、秩边、阴陵泉、居髎;膝部:膝眼、阳陵泉、膝阳关、梁丘;踝部:昆仑、丘墟、太溪。

配穴:行痹加肝俞、膈俞,痛痹加关元、肾俞,着痹加足三里、阴陵泉、脾俞,热痹加大椎、曲池。

左侧栏:中国民间灸法绝技

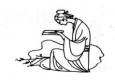

灸法:艾条悬灸每日 1～2 次,每穴 5～10 分钟;或艾炷灸,每穴 3～5 壮。

2. 瘢痕灸

取穴:风门、肾俞、膈俞、丘墟。

配穴:悬钟、照海、阿是穴。

灸法:每隔 2～4 周灸 1 次,每次灸 1 穴,每穴灸 10～20 壮。注意保护灸疮。适应于类风湿性关节炎。

3. 太乙神灸

取穴:参照艾火灸穴位,并辅以阿是穴。

灸法:每次选用 2～4 穴,每日或隔日 1 次,10 次为 1 个疗程。除太乙神灸外,尚可应用雷火神灸、百发神灸、三气合痹灸。

4. 温盒灸

取穴:阿是穴、八髎、秩边、风市、阳陵泉、足三里、昆仑。

配穴:肾俞、腰阳关、环跳、委中、承山、绝骨、足临泣、神阙。

灸法:每次选 5～7 穴,每穴灸 10～20 分钟,每日灸 1 次,7～10 次为 1 个疗程,疗程间隔 3～5 天。适应于坐骨神经痛。

5. 温筒灸

取穴:颈、腰椎骨关节炎患部。

灸法:取荆芥、防风、乳香、没药、白胡椒各 60 克,共研为细末。艾绒 500 克与药拌匀,分为 20 份。将一份药料制成药炷,置筒中在患部施灸。每晚睡前灸 40～50 分钟,20 次为 1 个疗程,疗程间隔 10 天。

6. 药锭灸

风寒湿痹,可选用阳燧锭、香硫饼、救苦丹(一、二号)等法。多于局部与阿是穴上施灸。腿痛、膝痛可用阳燧锭于鬼眼穴上施灸(详见第一章第二节)。

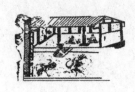
7. 桃枝灸

风寒湿痹,取棉纸 3 ~ 5 层,衬垫于患处(以压痛最明显处为佳,或循经取穴)。将桃枝蘸麻油点燃,吹熄火焰,隔着棉纸乘热按于穴位或患处上。每日或隔日 1 次,每穴按灸至局部出现红晕为度。

8. 长蛇灸

于暑夏三伏天施灸,以白天为宜,一般灸 2 ~ 3 壮(即 2 ~ 3 条长形艾炷)即可。详见第一章第二节。

9. 斑蝥敷灸

将斑蝥研为极细末,密贮备用。敷灸前先用 3 厘米见方胶布,中央剪一小孔如黄豆大,贴在穴位上(取穴参照艾火灸法),然后取斑蝥粉适量放于剪孔上,上盖胶布固定即可。根据病情、部位及患者施灸处感应,敷灸 0.5 ~ 2.5 小时,若出现水泡,需抽出液体,外用消毒纱布包扎,防止感染。

10. 吴茱萸敷灸

将吴茱萸研末,取药末适量,加入黄酒拌匀,放锅内加温炒热,然后搅成糊膏状。敷灸时取药糊乘热摊于数块青布上,分别贴于穴位处(取穴参照艾火灸法),冷后再换。每次选用 2 ~ 4 个穴位,每日敷灸 1 ~ 2 次,5 次为 1 个疗程。

11. 拍打灸

用鸡蛋大小脱脂棉球一个,医者右手持长柄夹住棉球蘸上无水酒精,火柴点燃直接快速涂于患处或所选经络路线皮部上,左手随后迅即拍打扑灭。熄后再次点燃,如此反复 10 余次,以局部皮肤潮红为度。此法适用于风寒湿痹。

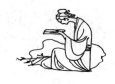

(二)单穴灸法

1. 着肤灸

1)找准阿是穴(痛点),视痛点大小选取艾炷,每次灸 3 ~ 5 壮,隔日 1 次,以不起泡为度。

2)类风湿性关节炎:取患者的痛点(阿是穴),将艾绒搓成如麦粒大小的艾炷,用线香点燃其一端,待火力燃至正旺,急按在患者的痛点上,让其自灭,此时患者感到很强的灼热感。每次取 3 ~ 5 个部位,每个部位如此反复灸 5 壮。隔日 1 次,10 次为 1 个疗程。

2. 膝眼灸

取膝眼穴,艾条悬灸。每日 1 ~ 2 次,每次 5 ~ 10 分钟。

(三)古代验方

1)冷风湿痹,取环跳、阳陵泉、足三里,其痹不知痛痒者,烧针尾 3 ~ 5 壮即知(《医学入门》)。

2)痹病走注疼痛,或臂、腰、足、膝拘挛,两肘牵急,于痛处灸 50 壮。若寒湿腰痛,灸腰俞 50 壮(《扁鹊心书》)。

3)白虎历节风痛,取两踝尖,在内外两踝尖灸之(《医学纲目》)。

4)两膝无端肿如斗,膝眼、三里艾当施(《医学纲目》)。

六、痿 证

痿证是以筋骨痿软无力,肌肉瘦削,皮肤麻木,甚至手足不能随意运动为特征的一类疾患。早期或较轻时,常表现为热或湿热;后期或重症时,常表现为肝肾不足。

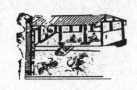

（一）民间灸法

1. 艾火灸

1）取穴

（1）上肢：肩髃、曲池、合谷。

（2）下肢：髀关、梁丘、足三里、解溪。

2）配穴：

肺热配尺泽、肺俞,湿热配阴陵泉、脾俞,肝肾阴虚配肝俞、肾俞、悬钟、阳陵泉。

3）灸法：每日灸 2~3 次,每穴 5~10 壮。亦可艾条悬灸,每穴 5~10 分钟。

2. 百发神灸

取穴同艾火灸,每穴按灸 5~10 次,每日灸 1 次,10 日为 1 个疗程。详见第一章第二节。

（二）单穴灸法

足三里灸：足三里,中艾炷施灸 5~10 壮,每日 1 次。

（三）古代验方

手足麻痹：取足临泣、太冲、曲池、大陵、合谷、三里、中渚（《针灸大全》）。

七、感　冒

感冒是由于感受六淫之邪伤及肺卫所引起的外感疾病。本病四时皆有,以春、冬季节较多,临床上以头痛,恶风寒,发热,鼻塞,流清涕,脉浮为特征。病邪侵袭肺卫为主要病理变化,使肺气失于宣降,卫气失去调节,由此而出现各种肺卫证候。

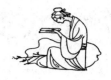

（一）民间灸法

1. 艾火灸

1）风寒表证

取穴：风池、合谷、外关、风门、列缺。

灸法：艾条悬灸，每穴 3～5 分钟。

2）风热表证

取穴：风池、大椎、曲池、合谷、尺泽、印堂。

灸法：艾条悬灸，每穴 3～5 分钟。

2. 太乙神灸

头痛，咳嗽，取神庭、百会、膻中、肺俞、丰隆。每穴按灸 5～10 次。百发神灸亦可。

3. 灯草灸

寻找位于胸背部的反应点，其形如丘疹样，稍突出于皮肤表面，多为暗红、浅红、灰暗色，压之不褪色。将反应点局部常规消毒后，用针柄压在丘疹上，使之凹陷，将灯心草浸油（香油或豆油）点燃，迅速点在背部反应点上随即离开，点处有粟状伤痕。

4. 椒豉膏敷灸

取胡椒 15 克，淡豆豉 30 克，丁香 10 克，葱白适量。先将前 3 味药研为细末，然后再加葱白捣烂调匀成膏即可。敷灸时每穴用药膏约 5 克，先贴大椎、神阙穴，用纱布覆盖，胶布固定，令患者脱衣而卧。再取药膏 10 克敷于手心劳宫穴处，两手合掌放于两大腿内侧，侧位屈腿夹好，蜷卧，将被盖严，取其汗出。

（二）单穴灸法

1. 大椎灸

取大椎穴，艾条温和灸，每次 20 分钟；或用隔姜灸，每次 3～

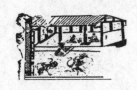

5壮。每天2~3次。

2. 足三里灸

取足三里穴,温和灸15~20分钟,每日1次,灸1侧,左右交替。

3. 风池灸

取风池穴,艾条悬灸,每次灸10~20分钟,每日2次。

4. 隔药热灸

取生姜60克,豆豉30克,食盐30克,葱白适量,捣碎成糊状备用。施灸时可将新捣制的药糊贴于脐窝(神阙),先用塑料布覆盖,再用纱布固定,最后以热水袋热敷其上。每日可换敷2次。

(三)古代验方

1)头风、头痛灸风池(《胜玉歌》)。

2)腠理不密咳嗽频,鼻流清涕气昏沉,须知喷嚏风门穴,咳嗽宜加艾火深(《玉龙歌》)。

3)伤寒初得一二日,头痛寒热,宜灸巨阙、上脘、中脘各50壮(《世医得效方》)。

八、咳　嗽

咳嗽是肺脏疾病中的一个重要症状。咳嗽的发生,有外邪侵袭,肺卫同感者,有本脏自病者,亦有其他脏腑患病,干及肺脏而成者。一般将咳嗽分为外感咳嗽、内伤咳嗽两类。

(一)民间灸法

1. 艾火灸

1)外感咳嗽

取穴:肺俞、列缺、合谷、外关。

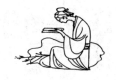

配穴:发热加曲池、大椎;恶寒加风池;肢体痛楚加昆仑、温溜。

灸法:艾炷灸,每日 1 次,每穴 3 ～ 5 壮;或艾条悬灸,每穴3 ～5分钟。

2)内伤咳嗽

取穴:肺俞、风门、膻中、脾俞、太渊、丰隆。

配穴:咳嗽兼喘加定喘穴;胸脘痞闷加足三里、内关。

灸法:艾炷灸,每日 1 次,每穴 3 ～ 5 壮;或艾条悬灸,每穴3 ～5分钟。

2. 斑蝥敷灸

用斑蝥粉如米粒大,置于肺俞、脾俞、肝俞上,以胶布固定,12 ～20 小时,揭去胶布,即见小水泡,任其自然吸收。如已溃破,则涂以甲紫(龙胆紫)液,覆以消毒纱布,以防感染。此法适用于慢性咳嗽发作期。

3. 毛茛敷灸

取毛茛全草洗净阴干,研末,密贮备用。敷灸时,每人每次取药粉 4 ～6 克,以鲜生姜汁调成稠膏状。每次每穴取绿豆大药膏敷贴于定喘、肺俞、膈俞(脾虚者加脾俞,肾虚者加肾俞)穴,以胶布固定。至局部有灼痛感,即可揭下药膏。

(二)单穴灸法

药物敷灸:取双侧肺俞穴。取附片、肉桂、干姜各 20 克,山楂 10 克,共研细末。用拇指在肺俞穴用力按摩半分钟左右,使局部潮红,再将药粉一小撮放于穴位上,用胶布固定即可,隔日换药 1 次。若属久咳者,先用生姜及葱白捣汁擦拭肺俞穴及脊柱两侧,效果更好。

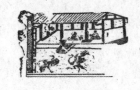
中国民间灸法绝技

（三）古代验方

1）久咳宜灸膏肓,次灸肺俞(《针灸资生经》)。

2）咳嗽有痰宜灸天突、肺俞,以泄火热、泄肺气(《丹溪心法》)。

3）咳嗽,天突7壮,俞府7壮,华盖、乳根3壮,风门7壮,肺俞、身柱、至阳14壮(《类经图翼》)。

九、哮　喘

哮喘俗称"吼病"。哮指喉中有痰鸣音,喘指呼吸困难而急促,两者相兼,名为"哮喘"。本病的基本原因是痰饮内伏。凡有"伏饮"之人,遇到气候变化、饮食失宜,或情志过极、劳累过度,均可发生哮喘。本病具有反复发作的特点,一年四季均可发作,尤以寒冷季节气候急剧变化时发病较多。

（一）民间灸法

1. 艾火灸

1）实证

取穴:肺俞、风门、大椎、丰隆、膻中、孔最。

灸法:艾炷灸,间日1次,每穴3～5壮;或艾条悬灸,间日1次,每穴灸3～5分钟。

2）虚证

取穴:定喘、肺俞、膏肓、足三里、太渊。

灸法:艾炷灸,间日1次,每穴3～5壮;或艾条灸,间日1次,每穴3～5分钟。

2. 瘢痕灸

取穴:15岁以下者取大椎、肺俞;成人第1次取天突、灵台、

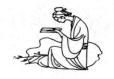

肺俞;第 2 次取风门、大椎;第 3 次取大杼、膻中。

灸法:用艾炷直接灸,15 岁以下者一般只灸 1 次。成人第 1 次灸天突 5 壮,灵台、肺俞各 9 壮;第 2 次灸风门、大椎各 9 壮;第 3 次灸大杼 9 壮,膻中 7 壮。每年 1 次或 2 年灸 3 次。一般共灸 3 次。灸治时间以农历小暑到白露期间最为适宜。

3. 三伏天药灸

取穴:肺俞、风门、膏肓。

灸法:分别于初伏、中伏、末伏 3 日,在肺俞穴先隔姜灸 3 壮,然后用姜汁将药粉(细辛 19%,甘遂 9.5%,白芥子 38.1%,延胡索 14.3%,法半夏 9.5%,沉香 4.8%,桂心 4.8%,麝香少许)调成糊状,敷贴于穴位上,纱布固定。成人敷贴 20 ~ 24 小时,小儿敷贴 10 ~ 12 小时后弃去,初、中、末伏共 3 次。

4. 太乙神灸

取穴:天突、膻中、肺俞、灵台、丰隆。

灸法:太乙神针按灸,每穴灸 5 ~ 10 次。

(二)单穴灸法

1. 毛茛敷灸

取大椎穴,采用鲜毛茛 3 ~ 5 叶,天文草(为菊科植物金纽扣的全草)3 ~ 5 叶,共捣烂成泥,加少量姜汁,做成药饼,敷贴于大椎穴,2 ~ 3 小时后感到有灼热感或微痛感,即除去药饼。局部出现红晕或水泡是正常现象,水泡可用消毒剪刀剪开,涂上甲紫(龙胆紫)或消炎膏,防止局部感染。3 次为 1 个疗程,每贴药间隔 10 天,一般每年只贴 1 个疗程。

2. 白芥子敷灸

取生白芥子末适量,用清水或生姜汁调成糊状,贴敷于上背部肩胛间区,每次敷灸 30 ~ 60 分钟,每日或间日 1 次,3 次为 1

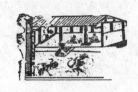

个疗程。敷灸时患者局部皮肤出现红晕、发热、微痛,有时可起泡。适用于哮喘发作期。

(三)古代验方

1)凡有哮喘者,如按肺俞,无不酸痛,皆为缪刺肺俞,令灸而愈(《针灸资生经》)。

2)喘,灸中府、云门、天府、华盖、肺俞(《针灸聚英》)。

3)冷哮灸肺俞、膏肓、天突,有应有不应。夏月三伏中,用白芥子涂法,往往获效。方用白芥子净末 50 克,延胡索 50 克,甘遂、细辛各 25 克,共为细末,入麝香 2.5 克,杵匀。姜汁调涂肺俞、膏肓、百劳等穴,涂后麻瞀疼痛,切勿便去,候三炷香足,方可去之。10 日后涂 1 次,如此 3 次(《张氏医通》)。

十、肺 痨

肺痨又称"痨瘵",是一种具有传染性的慢性虚弱疾患。临床上以咳嗽,形体消瘦,甚至胸痛,咳嗽,潮热,盗汗等症为特征。肺痨的致病因素,不外内外二端。内因为正气不足或精气耗损,外因系指痨虫入侵肺部而引起。阴虚肺热是本病的基本病理变化。

(一)民间灸法

1. 艾火灸

取穴:肺俞、太渊、膏肓、足三里、三阴交、太溪。

配穴:咳嗽痰多加尺泽,咯血加孔最,潮热盗汗加阴郄、尺泽,遗精加志室、肾俞,经闭者加血海,肢冷加关元,便溏者加天枢、上巨虚。

灸法:艾炷灸每穴 3～5 壮,每日 1 次;或艾条灸每穴 3～5 分钟,每日 1 次。

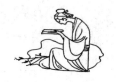

2. 长蛇灸

取蒜泥艾炷长蛇灸(详见第一章第二节),可用于肺结核的浸润期及空洞期。灸后可起水泡,谨防感染。若水泡小者可等待自然吸收,水泡大者可于3天后用消毒针引流水泡,用消毒药棉擦干,涂上甲紫(龙胆紫)药水(隔日涂1次),然后覆盖一层消毒纱布,用胶布固定,直至结痂脱落为止。

3. 日光灸

取穴:背部取肺俞、膏肓、膈俞、胆俞,胸前取中府、气户。

灸法:用5倍放大镜一面(直径约8厘米),放置于应灸之穴位上,对好日光,再将镜面提起,距离应灸穴位12～15厘米(此时镜面摄收之日光焦点,已渐缩小)。如此照射片刻,被灸部位即有灼痛感。可将镜面下放,使焦点放大,即可缓解灼痛。稍停一刻,再将镜面提起,使焦点缩小,加强刺激力。如此照射5分钟左右,被照射部位皮肤有红晕瘢痕出现,即可停止(再灸即起泡)。此法每日1次,以中午前后阳光较强时为佳。同时可配合艾灸关元及足三里。

4. 瘢痕灸

取穴:大椎、风门、肺俞、膏肓、足三里、三阴交。

灸法:艾炷直接灸,每穴7壮。施灸过程中会出现烧灼疼痛,可采用局部麻醉无痛灸法。

5. 大灸法

病久体弱,中阳不振,元气不充,可选用大灸法(详见第一章第二节)。

(二)单穴灸法

1. 着肤灸

肺痨盗汗,取阴郄穴,以米粒样大小的艾炷灸3～5壮。

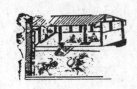

2. 五倍子敷灸

取五倍子适量,研细贮瓶备用,于每晚睡前将药末约1克纳入神阙穴中,外以胶布固定即可。此法多用于本病盗汗明显者。

3. 蒜泥敷灸

取独头蒜一头,或加硫黄末6克,肉桂末3克,冰片3克。将大蒜去皮洗净,捣烂成泥膏状,或加入上药末调匀。敷灸时每次用蒜泥10克,分别贴于涌泉穴,用胶布固定(为防止局部起泡,可先在穴位处涂擦植物油少许),每次敷灸3~5小时,每天敷灸1次,连续灸治3天。此法对本病咯血效果较佳。

(三)古代验方

1)虚劳灸关元,累积至500壮(《扁鹊心书》)。

2)久咳劳热者,灸肺俞(《灸法秘传》)。

3)吐血唾血,灸胸膛(膻中)百壮,不可针。吐血唾血,上气咳逆,灸肺俞,随年壮(《千金方》)。

十一、胸 痹

胸痹是指胸膺部疼痛而言,是以心胸部位发生痞塞疼痛为主症的一种疾病。轻者仅感胸闷如塞,重者胸痛如绞,甚或胸痛及心痛彻背,并有短气,喘息等症。本病多发于老年人,主要由于心肺气虚,气滞血瘀或痰浊内阻,以致心脉痹塞,络道不利而引起。

(一)民间灸法

1. 艾火灸

取穴:心俞、厥阴俞、内关。

配穴:恶寒加肺俞、风门,肢冷加气海、关元,痰浊明显加太

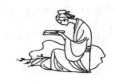

渊、丰隆,瘀阻重者,加膻中、膈俞,背痛者加肺俞,短气者加气海、肾俞。

灸法:艾条悬灸,每穴 5~10 分钟,每日 1 次;或艾炷灸,每穴 5~10 壮。

2. 温盒灸

取穴:内关、膻中、心俞、厥阴俞、足三里、关元、郄门。

配穴:膈俞、肝俞、脾俞、肾俞、巨阙、神阙、通里、丰隆、太溪。

灸法:每次选 2~4 穴,每次灸 15~20 分钟,每日 1 次,10 次为 1 疗程,间隔 5~7 天。

3. 川芎敷灸

取川芎 3 克,冰片 1 克,硝酸甘油 1 片,共研细末,制成黄豆大丸剂,备用。敷灸时取药丸分别贴敷于膻中、内关穴处,用胶布固定即可。每日敷灸 1 次,5 次为 1 个疗程。

4. 灯草灸

取穴:厥阴俞、心俞、膏肓俞、神道、内关、间使、神门、心前区阿是穴。

灸法:用灯心草蘸油点燃后快速按在穴位上进行焠烫施灸。每次选 2~4 个穴位,先上后下,先背后胸,一般 3~5 天施灸 1 次,重症患者亦可每日灸治 1 次。

(二)单穴灸法

1. 至阳灸

取至阳穴,艾条悬灸 5~10 分钟,每日 1 次。

2. 曲泽灸

取曲泽穴,将点燃的无烟艾条装入艾灸器内,敷于患者左臂曲泽穴部位,施连续温和灸 15 分钟。

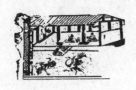
（三）古代验方

1）心痛,灸臂腕横纹 21 壮,又灸两虎口白肉际 7 壮。心痛暴绞急绝欲死,灸神府 100 壮,在鸠尾正心有忌(《千金方》)。

2）治卒暴心痛,厥逆欲死者,灸掌后 3 寸两筋间,左右各 14 壮(《备急灸法》)。

十二、失　眠

失眠是以经常不得入睡为特征的一种疾患。临床表现不一,有难以入睡,有睡而易醒,有时睡时醒,甚至彻夜不能入眠等。顽固者,往往伴有头晕,头痛,健忘,怔忡等。发生失眠的病因很多,如思虑劳倦致心脾亏虚或心胆虚怯;阴虚火旺而致心肾不交或肝阳偏亢及湿痰壅遏,胃中不和等,均可导致心神不宁而失眠。其形成总由气阴阳、脏腑功能失调,阳不交于阴或邪气扰乱所致。

（一）民间灸法

1. 艾火灸

取穴:神门、心俞、百会、足三里、肾俞。

配穴:肝脾不和者加肝俞、脾俞,心脾两虚者加心俞、脾俞、三阴交,肝肾阴虚者加三阴交,水饮痰浊盛者加丰隆、中脘、足三里。

灸法:艾条悬灸每穴 5～10 分钟,每日 1 次。睡眠前灸治效果较好。

2. 温针灸

取穴:印堂、百会、神门、三阴交。

配穴:心血亏损配内关、心俞、脾俞、隐白、神阙、气海,心肾

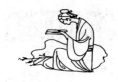

不交配心俞、肾俞、通里、太溪，肝火上扰配肝俞、胆俞、灵道、太冲，胃腑不和配足三里、胃俞、中脘、公孙。

灸法：取约 2 厘米长艾卷套在针柄上，艾卷距皮肤 2 厘米左右，从下端点燃灸之。如皮肤感觉太烫，可在皮肤上垫一纸片缓解。每次选 2～4 穴，每穴灸 5～15 分钟，或 2～3 壮，每日或隔日1 次，7 次为 1 个疗程。

（二）单穴灸法

1. 神门灸

取双侧神门穴，每日睡前温灸 20 分钟。

2. 朱砂敷灸

取双脚涌泉穴，将朱砂 3～5 克，研成细末，用干净白布一块，涂糨糊少许，将朱砂均匀黏附于上，然后外敷涌泉穴，胶布固定，用前先用热水洗脚，睡前贴敷。

（三）古代验方

1）无睡，阴交在脐下 1 寸，灸 100 壮（《针灸集成》）。

2）惊悸不得安卧，取神庭、气海、阴交、大巨。不嗜卧，取公孙（《针灸经验方》）。

十三、惊　悸

惊悸，又名心悸、怔忡，是以心中悸动，胸闷心慌，善惊易恐为主症的一种病证，俗称"心慌"、"心跳"。此病一般多呈阵发性，每因情志波动、惊恐或劳累而发作。惊悸多由外因引起，因惊恐而发，时作时止，其证较浅。怔忡每由内因而成，心中惕惕，无休无止，稍劳即发，其证较重。惊悸与怔忡联系甚为密切，惊悸日久可发展成为怔忡。

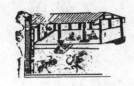

（一）民间灸法

艾火灸

取穴：心俞、神门、内关、巨阙。

配穴：善惊加大陵；多汗加膏肓俞；心血不足加脾俞、足三里；烦热加劳宫；虚火面赤加太溪；水饮内停加阴陵泉、三焦俞、中脘、足三里。

灸法：艾条悬灸每日 1~2 次，每穴 5~10 分钟。

（二）单穴灸法

神门灸

取双侧神门穴，艾条悬灸 10~15 分钟，每日 1 次。

（三）古代验方

心中虚惕，神思不安，取内关、百会、神门。心脏诸虚，怔忡惊悸，取内关、阴郄、心俞、通里（《针灸大全》）。

十四、癫痫

癫痫，又称痫证，俗称"羊痫风"。癫，指僵仆抽风；痫，指间歇发作。癫痫是一种发作性的神志异常性疾病，其特征是发作时精神恍惚，甚则突然仆倒，昏迷不醒，口吐涎沫，两目上视，四肢抽搐，或口中如作猪、羊叫声，少时即醒，醒后一如常人。多由情志失调、惊恐、饮食不节伤及肝脾肾经，风痰随气上逆所致。

（一）民间灸法

1. 艾火灸

1）实证

取穴：身柱、鸠尾、太冲、丰隆、内关。

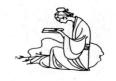

配穴:发作时加神门,指掐人中。夜间发作加照海,白昼发作加申脉。

灸法:艾炷灸,每日 1～2 次,每穴 3～5 壮;或艾条悬灸,每穴 5～10 分钟。

2)虚证

取穴:肾俞、通里、四神聪、三阴交、阳陵泉、丰隆。

配穴:持续发作昏迷不醒加涌泉、气海。

灸法:每日 1～2 次,艾炷灸每穴 3～5 壮;艾条灸,每穴 5～10 分钟。

2. 隔药灸

取马钱子(制)、僵蚕、胆南星、明矾各等份,混合研为细末,再以青艾叶、鲜姜适量和诸药,备用。治疗时调药粉为糊状,取 5～10 克,分别置于神阙和会阴穴,上置艾炷施灸。根据患者年龄,1 岁灸 1 壮,每日灸治 1 次。

3. 灯草灸

取穴:百会、崇骨、会阴。

灸法:每穴每次只灸 1 燋,根据病情 10 天灼灸 1 次。

(二)单穴灸法

1. 四神聪灸

取四神聪穴,艾条悬灸,每穴灸 5～10 分钟,每日 1～2 次。

2. 芫花敷灸

取芫花 100 克(醋浸 1 天),雄黄 12 克,胆南星 20 克,白胡椒 10 克,上药共研细末,混匀贮瓶备用。敷灸时取药粉适量,纳入脐窝(神阙),使与脐平,胶布固定即可,3 天换药 1 次。

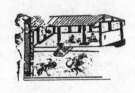
(三)古代验方

1)痫证灸中脘50壮(《扁鹊心书》)。

2)癫痫诸风,熟艾于阴囊下谷道正门当中间,随年岁灸之(《本草纲目》)。

3)凡患风痫疾,发则躯仆在地,灸风池、百会(《针灸大成》)。

十五、脱　证

脱证,是以亡阴亡阳为特征的病证,有暴脱、虚脱之分。临床上因中风、大汗、剧泻、大失血等导致阴阳离决者,称为暴脱;若久病元气虚弱,精气逐渐消亡所引起者,则称虚脱。脱证的病因病机主要是在高热大汗,剧烈吐泻,失血过多的情况下,阴液或阳气迅速亡失所引起。

(一)民间灸法

1. 艾火灸

1)暴脱

取穴:素髎、气海、关元、涌泉。

灸法:用艾炷或艾条灸,壮数不限,灸至脉回汗止肢温为度。

2)虚脱

取穴:百会、关元、神阙、内关。

灸法:艾条或艾炷灸,灸至脉回肢温汗止为度。

2. 大灸法

选用大灸法,适用于中阳虚衰,元气不充,久病不起欲脱者(详见第一章第二节)。

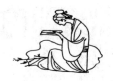

(二)单穴灸法

1. 命关灸

取命关穴。命关为奇穴,位于左乳下 1.6 寸,旁开 2 寸处。用艾条悬灸此穴,直至病情缓解。

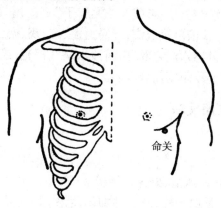

图 75

2. 隔盐灸

取食盐适量,纳入脐窝(神阙),使之与脐平,上置艾炷点燃施灸,每次灸 5～30 壮或更多,以脉回汗止为度。

(三)古代验方

1)久冷伤惫脏腑,泄利不止,中风不省人事等疾,宜灸神阙(《针灸资生经》)。

2)一切急魇暴绝,灸足两大指内,去甲一韭叶(《针灸大成》)。

3)尸厥卒倒气脱,百会、人中、合谷、间使、气海、关元(《类经图翼》)。

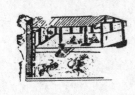

十六、瘿 气

瘿气是以颈部长包块,不与皮肤粘连,触之光滑或有结节为主要证候的一种疾病,临床还常伴有心悸,多汗,手颤,急躁易怒以及眼球突出等症状。各种年龄均可患此病,尤其多见于青、壮年女性。民间又称为"影袋"、"大脖子"病。瘿气多由情志抑郁,气结不化,津液凝聚成痰,气滞血瘀,气、痰、瘀三者互结于颈部而成;或由外感六淫之邪,山冈沙水病气侵犯;或水土不宜,导致气血郁滞,经络阻塞而成本病。

(一)民间灸法

艾火灸

1)实证

取穴:合谷、风池、天容、天突、足三里。

配穴:突眼加天柱,肝火甚加阳陵泉、太冲,心悸加内关、神门,痰湿者加阴陵泉、丰隆,失眠加胆俞、心俞,潮热加大椎、劳宫。

灸法:艾条悬灸每穴5~10分钟,每日1次;或艾炷灸,每穴3~5壮。

2)虚证

取穴:内关、神门、关元、照海、三阴交、心俞、廉泉、天容。

配穴:便溏加天枢、脾俞,心悸失眠加肾俞、太溪。

灸法:艾条悬灸,每日1次,每穴5~10分钟;或艾炷灸,每穴3~5壮。

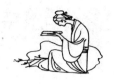

（二）单穴灸法

缺盆灸

取缺盆穴，男取左侧穴位，女取右侧穴位，严重者可双侧取穴。艾条悬灸，每穴灸 10～15 分钟，间日 1 次。

（三）古代验方

瘿瘤，风池、耳上发际、大椎累积灸至 100 壮，大椎旁寸半略下方 37 壮，臂臑随年壮（《千金翼方》）。

十七、胃下垂

胃下垂是由于胃支持韧带的松弛或胃壁的弛缓，以致直立时胃的下端（大弯）位于髂嵴间线下方 5 厘米或更下方的位置，伴有胃排空缓慢，称为胃下垂。临床症状可有腹胀，其特征是食后加重，平卧减轻，恶心，嗳气，不规则胃痛，偶有便秘或腹泻，患者多为瘦长体型，常伴有头昏，眩晕，心悸，乏力等症状，中医认为多由脾胃虚弱，中气下陷所致。

（一）民间灸法

1. 艾火灸

取穴：关元、气海、梁门、中脘、足三里。

配穴：胃脘胀痛者加太白、公孙。

灸法：艾炷灸，每穴 5～10 壮，每日 2 次。灸后可用手托胃底部，轻缓上推，反复数次。

2. 隔药饼灸

取蓖麻子适量去壳，将蓖麻子仁捣烂如膏，制饼，如两分钱币大，厚约 0.3 厘米，贴于百会穴处，上置小艾炷点燃施灸。

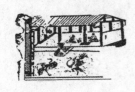
3. 温盒灸

取俞募穴,每次选 3～5 穴,每次灸 15～30 分钟,10 次为 1 个疗程,疗程间隔 5～7 天。

(二)单穴灸法

1. 胃下垂 1 号灸

胃下垂 1 号穴,位于剑突下 1 寸。艾条悬灸 10～15 分钟,每日 1 次,10 次为 1 个疗程。灸后平卧休息 2 小时。

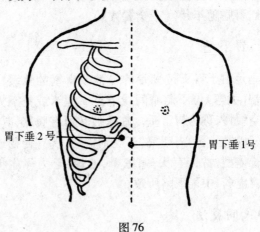

图 76

2. 胃下垂 2 号灸

胃下垂 2 号穴,位于剑突下 0.1～0.5 寸向右侧外开 0.8 寸。艾条悬灸 10～15 分钟,每日 1 次,10 次为 1 个疗程。灸后配合手法上推胃底,反复数次,平卧休息 2 小时。

十八、腹 痛

腹痛是指胃脘以下,耻骨毛际以上的腹部(包括脐腹、少腹、小腹)发生疼痛而言。本证在临床上较为常见,可出现于多种疾

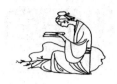

病之中。肝、胆、脾、肾、大小肠、膀胱、胞宫等脏腑均居腹内,足三阴、足少阳、足阳明、冲、任、带等经脉亦循经腹部,故上述脏腑、经络,因外感、内伤所致气机郁滞,气血运行受阻,或气血不足,失其濡养,皆能发生腹痛。

(一)民间灸法

1. 艾火灸

1)寒邪腹痛

取穴:中脘、合谷、神阙、天枢、足三里。

灸法:艾炷灸,每日1~2次,每穴3~5壮;亦可艾条悬灸。若泄泻,肢冷,神阙可隔盐艾炷灸。

2)食滞腹痛

取穴:下脘、梁门、天枢、太白、足三里。

灸法:艾条悬灸,每穴5~10分钟;或艾炷灸,每穴3~5壮。每日1次。

3)气滞腹痛

取穴:膻中、气海、内关、阳陵泉、太冲。

配穴:胁痛加期门,上腹痛加中脘,脐腹痛加下脘。

灸法:艾炷灸,每穴3~5壮,每日1~2次;亦可艾条悬灸。

4)阳虚腹痛

取穴:脾俞、肾俞、关元、中脘、章门、足三里。

配穴:脾肾阳虚者加命门,便溏加三阴交。

灸法:艾炷灸,每穴3~5壮,每日1~2次;亦可艾条悬灸。

2. 太乙神灸

取穴:胃俞、脾俞、中脘、天枢、足三里。

灸法:太乙神针按灸,每穴5~15次,每日1~2次。此法适应于胃寒腹痛。

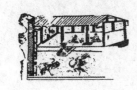
3. 温盒灸

选取腹背部俞穴,每日选 2～4 穴,每次用温盒灸治 15～20 分钟,每日 1 次。10 次为 1 个疗程,疗程间隔 5 天。

4. 隔药饼灸

取厚朴适量,研为细末,用生姜汁调和制饼,厚约 0.3 厘米,贴于穴位处(取中脘、天枢、梁门、气海、脾俞、胃俞、肾俞穴,每次选 3～4 穴),上置艾炷点燃施灸。

5. 温针灸

取穴:中脘、天枢、气海、内关、足三里、神阙。

配穴:脾俞、胃俞、肝俞、肾俞、上脘、公孙、关元。

灸法:每次选 2～4 穴,每穴施灸 3～5 壮;或 5～10 分钟,每日灸 1 次,5～7 次为 1 个疗程,疗程间隔 2～3 天。

6. 三角灸

取定穴位后,两穴均施艾炷灸 3～7 壮(详见第一章第二节)。

7. 热风灸

取腹、背部俞穴,患者取仰卧或俯卧位,打开电吹风的开关,空气就沿着烧热的金属丝而被小电扇吹出,直接吹在穴位上,每次吹治 5～10 分钟。

(二)单穴灸法

1. 隔盐灸

取神阙穴,令患者仰卧露腹,将食盐研细后经锅炒制,取 5～10 克铺匀于脐中,厚约 0.3 厘米,直径 2～3 厘米,上置艾炷 1 壮,点燃施灸。待烧至刚有温热感时用汤匙压灭其火(注意不宜烧得过度和压得过猛,以防烫伤),如此反复 2～3 次。

2. 隔药灸

取神阙穴,根据不同症状选用不同药物,寒邪腹痛选用隔姜

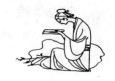

灸,阳虚腹痛选用隔附子灸;气滞腹痛可选用隔麝香灸。

（三）古代验方

1)绕脐痛,灸水分、天枢、阴交、足三里(《类经图翼》)。

2)挟脐而痛,上冲心痛,灸天枢(《灸法秘传》)。

3)脐下冷痛,灸气海、膀胱俞、曲泉(《神灸经纶》)。

十九、胁　痛

胁痛是指一侧或两侧胁部疼痛而言,属病人的一种自觉症状。两胁是肝胆经脉循行之处,故胁痛多与肝胆疾病有关。胁痛与气血郁滞密切相关,所以辨证时,当以气血为主。初病者多属实证,久病多属虚证。

（一）民间灸法

1. 艾火灸

取穴:期门、日月、支沟、阳陵泉、肝俞、太冲、三阴交。

配穴:气滞甚者加膻中、内关,瘀血内停加膈俞,血虚加血海、心俞,热重加大椎,泛酸加胃俞,腹胀加中脘、足三里。

灸法:艾条悬灸,每穴 5～10 分钟,每日 1 次,亦可艾炷灸。

2. 太乙神灸

取穴:支沟、期门、阳陵泉。

灸法:太乙神针,每穴按灸 5～10 次,每日 1 次。灸后休息 15 分钟,以使药气周流畅达全身经络,直达病所,祛逐病邪。

（二）单穴灸法

1. 阳陵泉灸

取阳陵泉穴,艾条悬灸 10～15 分钟,每日 1～2 次。

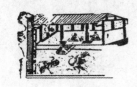
2. 支沟灸

取支沟穴,灸患侧穴位,两胁痛取双穴,每日1次,1周为1个疗程。

(三)古代验方

1)胁痛气海、关元、期门、窍阴,均用灸法(《神灸经纶》)。

2)胸连胁痛,取期门、章门、丘墟、行间、涌泉(《针灸摘英录》)。

二十、泄 泻

泄泻以排便次数增多,粪便稀薄或泻清水为临床特征。一般暴泻多为外邪所感,饮食不节所引起,久泻常由情志不遂,素体虚衰,病后失调等所致。病变部位与脾胃、大肠有关,尤与脾的关系更为密切。

(一)民间灸法

1. 艾火灸

1)急性泄泻

取穴:天枢、阴陵泉、合谷、足三里、上巨虚、下巨虚。

配穴:发热恶寒者加大椎、曲池,胃脘胀痛加中脘、内关,食积者加梁门,肢冷脉伏加神阙隔姜灸。

灸法:艾炷灸,每穴3~5壮,每日1~2次;亦可艾条悬灸。

2)慢性泄泻

取穴:中脘、天枢、足三里。

配穴:脾胃虚弱者加脾俞、胃俞、关元,命门火衰者加肾俞、命门、神阙,肝木乘土者加肝俞、太冲。

灸法:艾炷灸,每穴3~5壮,或采用隔姜、隔附子饼灸。每

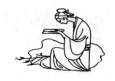

日 1～2 次。

2. 隔盐灸

取盐少许，或取"诸葛行军散"（成药）1 克，纳入脐中，上置姜片，用中艾炷灸 5～10 壮。每日 1 次。

3. 隔药饼灸

取肉桂 3 克，硫黄 6 克，白胡椒 1.5 克，鸡内金 3 克，枯矾 6 克，五倍子 6 克，新鲜葱头 3～5 节。上药为 1 次用量，除葱头外，余药共研细末，贮瓶备用，取葱头捣烂，与上述药末拌匀，加适量醋调成糊状，平摊于脐部，用纱布覆盖并用胶布贴稳，每日敷 1 次，每次 2 小时，6 次为 1 个疗程。此法适用于五更泄。

4. 太乙神灸

取穴：脾俞、天枢、足三里、上巨虚。

灸法：太乙神针，每穴按灸 5～10 次。

5. 温盒灸

每次选 2～4 穴，多选腹部（中脘、关元、天枢等）穴位或背部（脾俞、胃俞、大肠俞等）俞穴，每次施灸 15～30 分钟，每日灸 1～2 次。

6. 温针灸

取穴：天枢、神阙、中脘、气海、足三里。

配穴：脾俞、肾俞、大肠俞、章门、百会、水分、关元、阴陵泉。

灸法：每次选用 3～4 穴，每穴温针灸 10～15 分钟，每日或隔日灸 1 次。

7. 长蛇灸

长期腹泻，久病不愈，可选用长蛇灸（详见第一章第二节）。或选用大灸法（详见第一章第二节）。

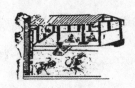

(二)单穴灸法

1. 腹泻特效灸

取"腹泻特效穴",在足外踝最高点直下,赤白肉际(粗细皮肤交界处)之处。采用艾条温和灸法,每穴每次各灸 10～15 分钟,每日灸 2～3 次。

2. 申脉灸

取申脉穴,患者取坐位或仰卧位,取双侧穴,以艾条施雀啄灸,使患者局部有温热感而无灼痛为宜,每穴灸 10 分钟,每日 1 次。

3. 足三里灸

取足三里(双侧)穴,艾条悬灸至皮肤潮红为止,每日 1 次。

(三)古代验方

1)虚寒久泻灸关元、中极、中脘、梁门。如腹痛、手足冷加天柱;腹满加三阴交;手足厥冷加气海,均灸法(《神灸经纶》)。

2)老人虚泻,灸神阙、关元、脾俞、大肠俞(《神灸经纶》)

二十一、便 秘

大便秘结不通,或排便间隔时间延长,以及有便意而排出困难者,称为便秘。凡大肠传导功能失常和津液不足,皆可发生便秘。临床分为虚证、实证两大类。燥热内结,气滞不行属实证;气血虚弱,阴寒凝结属虚证。

(一)民间灸法

1. 艾火灸

1)实证

取穴:大肠俞、上巨虚、中脘、气海、阳陵泉、支沟。

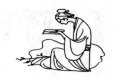

配穴:肠胃燥热者加曲池、合谷,腹胀甚者加大横。

灸法:艾炷灸,每穴 3~5 壮,每日 1 次;亦可艾条悬灸。

2)虚证

取穴:大肠俞、脾俞、关元、足三里、天枢。

配穴:脱肛者加长强、百会,寒凝者加神阙,津亏者加复溜、太溪。

灸法:艾炷灸,每穴 3~5 壮,每日 1 次;艾条悬灸亦可。

2. 隔姜灸

先把食盐放入神阙穴处,然后放上厚约 0.3 厘米姜片,上置中艾炷,点燃施灸,待烧完后,再烧一壮,连续灸 20 分钟,至皮肤发红为止,每日灸治 1~2 次。

3. 隔药散灸

取秘结散:甘遂 3 克,麝香 0.3 克,食盐 5 克(炒),3 药混合研末,为 1 次用量。将药末撒布神阙穴内,上置艾炷灸 5~7 壮。

(二)单穴灸法

1. 支沟灸

取支沟穴(双侧),艾条悬灸每穴 10~15 分钟,每日 1~2 次。

2. 温针灸

取天枢穴(双侧),每穴温针灸 4 艾段,每段艾长 2.5 厘米,约 30 分钟后起针。每日 1 次,10 次为 1 个疗程。

(三)古代验方

1)热秘、气秘,取长强、大敦、阳陵泉(《医学入门》)。

2)大便秘、寒气结,取石关(《针灸全书》)。

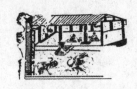
二十二、脱　肛

脱肛又名直肠脱垂,是指直肠下端脱出肛门之外而言。其成因,多由久痢、久泻,以及妇女生育过多,体质虚弱,中气下陷,收摄无权所致。本病常见于老人、小儿和多产妇女。临床有实证、虚证之分。

(一)民间灸法

1. 艾火灸

1)实证

取穴:长强、承山、大肠俞。

配穴:便秘者加天枢,腹胀者加上巨虚。

灸法:艾条悬灸,每穴 5 ~ 10 分钟,每日 1 ~ 2 次。

2)虚证

取穴:长强、百会、气海。

配穴:气虚者加神阙,脾虚者加足三里,肾虚者加肾俞。

灸法:艾条悬灸,每穴 5 ~ 10 分钟,每日 1 ~ 2 次;艾炷灸亦可。

2. 隔酱灸

取干面酱 1 小勺,做圆饼贴于百会穴上(剪去百会穴处头发),上置艾炷灸 3 ~ 7 壮,每日 1 次。

3. 隔药饼灸

取蓖麻子适量去壳,将蓖麻仁捣烂如膏制饼,贴于百会穴处,上置小艾炷点燃施灸,灸 5 ~ 7 壮,每日 1 次。

(二)古代验方

1)洞泄寒中脱肛者,灸水分 100 壮(《类经图翼》)。

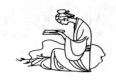

2)脱肛由气血虚而下陷,灸脐随年壮,长强 3 壮,水分 100 壮(《针灸逢源》)。

二十三、水　肿

水肿是指肺、脾、肾的气化失常,水液潴留,既不能化气下输膀胱从小便排除,又不得卫气蒸腾从汗孔而出,水液内外泛溢,引起以头面、目窠、四肢、腹背等处肿胀,甚至全身肿大,小便不利等为主症的一种病证。根据临床表现可分为阳水、阴水两类。阳水发病较急,多从头面部先肿,肿势以腰部以上为著;阴水发病较缓,多从足跗先肿,肿势以腰部以下为剧。

(一)民间灸法

1. 艾火灸
取穴:水分、水道、三焦俞、膀胱俞、气海、足三里、三阴交。
配穴:阳水者加肺俞、合谷、阴陵泉,阴水者加脾俞、肾俞,脘痞加中脘,便溏者加天枢。
灸法:艾炷灸,每穴 3 ~ 5 壮,每日 1 次。

2. 太乙神灸
取穴:脾俞、肾俞、水分、小肠俞、三阴交。
灸法:以太乙神针按灸,每穴 5 ~ 10 次。

(二)古代验方

1)水肿,腹上出水,针水沟,灸水分(《古今医案》)。
2)遍身肿满,食不化,灸肾俞(《针灸大成》)。

二十四、癃　闭

癃闭是指排尿困难,甚至小便闭塞不通的一种疾患。小便

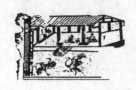
不利,点滴而短少,病势较缓者称"癃";小便不通,欲解不解,病势较急者称"闭",临床合称癃闭。本病的发生,常与外邪所感,久病体虚,情志所伤,瘀血阻滞等有关。其形成机理总不离三焦、肾和膀胱的气化失常,运行水液的功能障碍。

(一)民间灸法

1. 艾火灸

1)实证

取穴:三阴交、阴陵泉、膀胱俞、小肠俞、水道。

灸法:艾条悬灸,每穴 5~10 分钟,每日 1~2 次。

2)虚证

取穴:三焦俞、肾俞、命门、气海、脾俞、关元。

灸法:艾条悬灸,每穴 5~10 分钟,每日 1~2 次。

2. 隔盐灸

将食盐炒熟填入脐孔(神阙穴),上置葱饼(葱白捣成泥状,压成约 0.3 厘米厚),然后将艾炷压在葱饼上,点燃施灸,皮肤有灼痛感时再换 1 壮。待有热气入腹难忍即有尿意。小便自解后,可隔日再灸 1~2 壮,以巩固疗效。

3. 隔药饼灸

1)取巴豆 10 粒,研为细末,加入面粉 3 克,水调制饼,安于脐上,上置艾炷点燃施灸。

2)取甘遂末适量,加入面粉用水调和制饼,放于脐中,上置小艾炷,灸 3~10 壮。

4. 温盒灸

选用上髎、次髎、中髎,每次灸 15~30 分钟。

5. 温针灸

取穴:神阙、关元、中极、命门、三焦俞、三阴交。

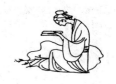

配穴:百会、肾俞、小肠俞、膀胱俞、委阳、阴陵泉、至阴。

灸法:每次选 2～4 穴,每穴灸 10～20 分钟,多选用局部穴和远端穴配合应用。

(二)单穴灸法

着肤灸

取利尿穴(位于神阙穴与曲骨穴的正中间)艾炷灸 5～10 壮,亦可艾条悬灸。

(三)古代验方

1)脐下急痛,小便不通,取阴陵泉,灸关元 14 壮(《针灸逢源》)。

2)小便不通,烦闷气促,用盐填脐中,大艾炷灸 21 壮,未通更灸,已通即住(《备急灸法》)。

二十五、淋 证

小便频数短涩,欲出不尽,滴沥刺痛,或痛引腰腹者,称淋证。由于症状表现的不同,淋证有热淋、石淋、膏淋、血淋、劳淋之分。本病的基本病变为下焦气化不利,脏腑以肾和膀胱关系最为密切。

(一)民间灸法

1. 艾火灸

取穴:膀胱俞、阴陵泉、三焦俞、中极、行间、太溪。

配穴:发热加合谷、外关,石淋加委阳、然谷,血淋加血海、三阴交,气淋加太冲、水道,膏淋加气海俞、百会,劳淋加气海。

灸法:艾条悬灸,每穴 5～10 分钟,每日 1～2 次。虚证可配

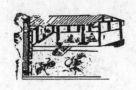

合青盐填脐艾炷灸。

2. 太乙神灸

取穴:膏肓俞、肾俞、关元、气海、三阴交。

灸法:太乙神针按灸,每穴 5～10 次,每日 1 次。

(二)单穴灸法

1. 秩边灸

取秩边穴,艾条悬灸 10～15 分钟,每日 1～2 次。

2. 照海灸

取照海穴,悬灸 10～15 分钟,每日 1～2 次。

(三)古代验方

1)淋证,复溜、丹田;赤淋,取次髎(《针灸大全》)。

2)气淋,取交信、涌泉、石门、阳陵泉(《神应经》)。

二十六、阳 痿

阳痿是指男性青壮年阳事不举的一种疾病。本病以男性阴茎不能勃起为临床特点。本病的发生,多与斫丧过度,房劳不节,大惊卒恐,精神抑郁,思虑过度,或素体虚弱,久病体虚等因素有关,总由宗筋弛纵而成。

(一)民间灸法

1. 艾火灸

取穴:肾俞、命门、三阴交、关元、百会、八髎。

配穴:命火不足加腰阳关,气血亏虚加脾俞、心俞,湿热下注加阴陵泉。

灸法:每次取 2～3 穴,每穴灸 5～10 分钟,艾条悬灸或艾炷

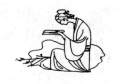

灸,每日 1~2 次。

2. 太乙神灸

取穴:膏肓俞、肾俞、气海、关元、三阴交、八髎。

灸法:太乙神针按灸,每穴 5~10 次,每日 1 次,10 次为 1 个疗程。

3. 阳痿膏敷灸

取乌附子 1 个(重约 45 克),挖成空壳,并将阿片 1.5 克,穿山甲 3 克,土硫黄 6 克,粉碎为末,与挖出的附子末混合后再填入附子壳内,然后用好酒 250 毫升,放锅内入附子加热,用文火煎熬至酒干,将附子取出。最后取麝香 0.3 克,与附子捣绒如膏,备用。敷灸时取药膏如黄豆大,分别置于神阙、曲骨穴,上盖纱布,胶布固定即可。3 日敷灸 1 次。

4. 阳痿丸涂灸

取急性子 15 克,阿片 3 克,蟾酥 3 克,麝香 0.5 克,葱白适量。先将前 3 味药研为细末,加入麝香,再研极细,滴水和成丸药一粒,用葱白捣绒包裹,外用湿纸再包一层,放炭火中煨 3~5 分钟,取出换纸,再包再煨,如此反复 7 次,去纸和葱,将药制成丸子如绿豆大备用。睡前取药丸 3 粒,用白酒化开,涂于神阙、曲骨和阴茎头,每晚 1 次。本法主治阳痿不举,见效迅速。

(二)单穴灸法

关元灸

取关元穴,用陈艾做成中艾炷,直接灸关元穴,每次 100~200 壮,每周 1 次,每 3 次为 1 个疗程,每疗程终了,停灸 1 周。

(三)古代验方

1)阳痿,命门、肾俞、气海、然谷、阳谷均灸(《神灸经纶》)。

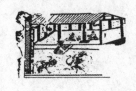

2)阳不起灸命门、肾俞、气海、然谷(《类经图翼》)。

二十七、遗 精

遗精有梦遗和滑精之分:有梦而遗精的,名为"梦遗";无梦而遗精,甚至清醒时精液流出者,名为"滑精"。梦遗或滑精在证候上有轻重之别,但发病原因基本一致,正如《景岳全书》说:"梦遗滑精,总皆失精之病,虽其证有不同,而所致之本则一。"本病的发生,多与心神妄动,劳神过度,房事不节,体质衰弱,湿热下注等因素有关。其基本病机总不外肾不藏精,阴精失守,精液外泄。

(一)民间灸法

1. 艾火灸

1)梦遗

取穴:心俞、肾俞、关元、中封、阴陵泉。

配穴:失眠加神门,头昏加百会。

灸法:艾炷灸,每穴 3~5 壮,每日 1 次;亦可艾条悬灸。

2)滑精

取穴:关元、气海、三阴交、肾俞、志室、内关。

配穴:命门火衰,精关不固,加神阙、命门;少气加肺俞。

灸法:艾炷灸,每穴 3~5 壮,每日 1~2 次,10 次为 1 个疗程。艾条悬灸亦可。

2. 太乙神灸

取穴:三阴交、关元、气海、肾俞、膏肓俞。

灸法:以太乙神针按灸,每穴 5~10 次,每日 1 次。

3. 滑精膏敷灸

取硫黄 18 克,母丁香 15 克,麝香 3 克,朱砂 3 克,独头蒜(去

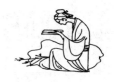

皮)2 枚。先将以上药物粉碎为细末(其中朱砂另研细),以独头蒜与诸药末混合,捣绒如膏,制丸如黑豆大,朱砂为衣,备用。再将川椒 50 克,韭菜子、附片、肉桂、蛇床子各 20 克,独头蒜 300克,放入芝麻油内(约 500 毫升),入锅加热,将药炸枯,过滤去渣,再将油熬至滴水成珠,加入广丹 250 克,搅拌收膏后待用。可将熬制的黑膏,摊于 6～8 平方厘米牛皮纸上,敷灸时取药丸 1粒,研碎,放黑膏药中央,分别敷贴于曲骨、神阙、关元穴处。3 日敷灸 1 次。

(二)单穴灸法

中极针灸

取中极穴,先针后灸。先针刺 1.5 寸,用持久强刺激,每隔 5分钟捻转针 1 次,患者感针刺的部位至阴茎到龟头有触电样胀的感觉,留针 20 分钟,起针后用艾条温和灸 1 分钟,隔日治疗 1次。

(三)古代验方

1)梦遗精滑鬼交,心俞灸不宜多,膏肓、肾俞随年壮;命门遗精不禁者 5 壮,白环俞 50 壮,中极随年壮(《类经图翼》)。

2)集验灸丈夫禁泄法,灸足内踝上 3 寸,名三阴交,14 壮,两脚皆灸(《外台秘要》)。

二十八、腰　痛

腰痛是指腰部一侧或两侧发生疼痛的病证。腰为肾之外府,无论风、热、寒、湿侵入肌腠经络,流注腰肾,或跌仆闪挫损伤腰肾,以致气滞、痰结、血瘀,俱可发生腰痛。

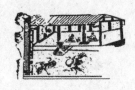
(一)民间灸法

1. 艾火灸

取穴:委中、肾俞、阳陵泉、腰阳关、志室、阿是穴。

配穴:肾阳虚者加命门、关元,湿胜者加阴陵泉、三阴交。

灸法:艾条悬灸,每穴 5～10 分钟,每日 2 次。

2. 隔姜灸

取生姜切成 0.3 厘米厚姜片,选腰部压痛点或神阙穴施灸,艾炷黄豆大,连灸 10～20 壮,隔日 1 次。

3. 隔药糊灸

取暖腰散(广木香、川椒、大茴香、补骨脂、升麻各 30 克,乌附片 15 克,肉桂 30 克,川楝子 30 克)药末 20 克,加姜汁调成膏状,敷于腰眼穴上,覆净布,上置艾炷施灸,每次 10～20 壮,每日 1 次。

4. 百发神灸

取穴:肾俞、大肠俞、命门、委中、阿是穴。

灸法:以百发神针按灸,每穴 5～10 次,每日 1～2 次。

5. 温筒灸

取荆芥、防风、乳香、没药、白胡椒各 60 克,共为细末,艾绒 500 克与药拌匀,分成 20 份。将 1 份药料制成药炷,置筒中在腰痛患部施灸。每晚睡前灸 40～50 分钟,20 次为 1 个疗程,疗程间隔 10 天。

6. 温针灸

取穴:腰部病变局部阿是穴。

配穴:肾俞、大肠俞、腰阳关、承山。

灸法:温针灸每穴 5～10 分钟,每日 1 次,适用于扭伤闪挫腰痛。

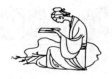

(二)单穴灸法

痞根针灸

取痞根穴(位于第 1 ~ 2 腰椎棘突间旁开 3.5 寸,左右各一),先针后灸。用 11 ~ 12 厘米毫针,从穴位处最痛点进针斜向脊柱方向约 45°角刺入 2.5 ~ 3 寸,得气有麻感传至大腿、膝及足,再用艾条温和悬灸痞根 15 ~ 30 分钟,灸至局部皮肤潮红及出微汗,其效更佳。每隔 5 ~ 10 分钟,震动针柄 1 次,起针后再拔火罐。每日或间日 1 次,8 次为 1 个疗程。

(三)古代验方

1)腰痛,脊中、肾俞 3 壮,命门、中膂俞、腰俞俱 7 壮(《类经图翼》)。

2)腰痛,血滞于下,委中刺出血,仍灸肾俞、昆仑(《丹溪心法》)。

二十九、不育症

婚后夫妇同居 2 年以上,未采取避孕措施而未能生育者称为不育。一般将因男方原因而不育者称为不育症,女方原因不育者称为不孕症。男子不育症,除性功能障碍疾病,如阳痿、早泄、不射精等因素外,主要是男子精液异常导致。精液常规检查,精子总数目不足 6 000 万个/毫升,活动力低于 60% ,或完全无精子等异常情况,将影响生育能力。

(一)民间灸法

1. 艾火灸

取穴:关元、大赫、三阴交、肾俞、内关。

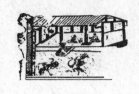
灸法:艾条悬灸,每穴5~15分钟,隔日1次,15次为1个疗程。

2. 隔姜灸

取穴:①关元、气穴、三阴交;②命门、肾俞、太溪。

灸法:隔姜灸关元、气穴,针三阴交穴治疗5天后换第二组。用隔姜灸命门、肾俞,针太溪穴。每穴灸大艾炷5壮,每天1次,10次为1个疗程,休息5天,进行第2个疗程。

3. 隔盐灸

取神阙穴,将精细白盐纳入脐窝,使与脐平,中艾炷施灸,每次5~15壮,每日1次或间日1次;亦可艾条悬灸,每次10~30分钟。

(二)单穴灸法

1. 关元针灸

取关元穴,先针后灸。针刺关元穴5分,用"烧山火"手法,留针5分钟,起针后加直接灸(瘢痕灸)5壮。开始时每天针灸1次,5天后隔天1次。

2. 针后隔姜灸

取关元穴,先针后隔姜灸。平补平泻关元穴,留针30分钟,起针后加隔姜灸,使局部潮红,腰腹部有温热感。隔日1次,10次为1个疗程。

(三)古代验方

1)绝子,灸脐中,令有子(《针灸甲乙经》)。

2)次髎、涌泉、商丘,治绝子(《针灸资生经》)。

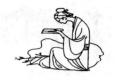

第二节　妇科病证

一、月经不调

凡是月经周期出现异常者,总称月经不调。常见的有经行先期、经行后期,以及月经先后不定期等,常伴有经量、质、色的异常。中医认为本病主要与肾、肝、脾三脏及冲任二脉有关。

(一)民间灸法

1. 艾火灸

取穴:关元、血海、三阴交、归来。

配穴:肝郁加太冲、肝俞、期门,血虚加足三里、脾俞、膈俞,经行先期者加行间、太溪,经行后期者加足三里、公孙,因肾虚而经行先后不定期者加命门、肾俞。

灸法:艾条悬灸,每穴 5～10 分钟,每日 1～2 次;艾炷灸亦可。

2. 太乙神灸

取穴:脾俞、肾俞、关元、中极、气海、三阴交。

灸法:太乙神针按灸,每穴 5～10 次,每日 1 次。

(二)古代验方

1)月水不调,气海、中极、带脉(一壮),肾俞、三阴交(《针灸大成》)。

2)女子胞中痛,月水不以时休止,天枢主之(《针灸甲乙经》)。

二、痛　经

妇女正值经期或行经前后,出现周期性小腹疼痛,或痛引腰

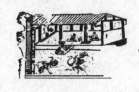
骶,甚则剧痛昏厥者,称为痛经,亦称经行腹痛。本病以青年妇女较为多见,主要病理机制,是气血运行不畅,经前痛者多属气滞血瘀,经后痛者多属虚寒。

(一)民间灸法

1. 艾火灸

1)经前痛

取穴:气海、太冲、三阴交、阳陵泉、归来。

配穴:腹胀满加天枢、气穴、地机,胸闷加内关。

灸法:艾条悬灸,每穴 5~10 分钟,每日 1~2 次;艾炷灸亦可。

2)经后痛

取穴:中极、肝俞、肾俞、关元、足三里、照海。

配穴:腹痛加大赫、气穴,湿甚者加阴陵泉,肾虚加命门。

灸法:艾炷灸,每穴 3~5 壮,每日 1~2 次;艾条悬灸亦可。

2. 发泡灸

将中艾炷置于一片附片上,放于中极穴上。艾炷燃尽更换,如热使患者难以忍受时,可将附片提起数秒钟后再放下,至灸处皮肤红晕直径达 5 厘米以上,中央微现泛白透明时停用,覆以消毒敷料,胶布固定。数小时后灸处即起水泡,由小而大,直径可达 2 厘米。水泡待自行吸收。本法对虚性、寒性痛经疗效较好。治疗时间在经前 10 天左右为宜。

3. 隔姜片灸

取鲜生姜切片,厚 0.3~0.5 厘米,中间用针穿刺数孔,贴于中极穴上,上置艾炷点燃施灸,每 3 壮换 1 次姜片。每次灸 6~9 壮,每日 1 次。

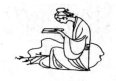

4. 药饼敷灸

取乳香、没药、白芍、川牛膝、丹参、山楂、广木香、红花各 15 克,共研细末,加入冰片 1 克,混匀后贮瓶备用。敷灸时每次取上药 30 克,以姜汁或黄酒适量调成膏饼状,分别敷贴于神阙、子宫穴,上盖油纸或纱布,橡皮膏固定即可。每 2 日换药 1 次。

(二) 单穴灸法

1. 至阴灸

取至阴穴,患者取坐位,两手各持艾条 1 根,点燃一端,在双侧至阴穴上方或侧方,1 寸许施灸,使皮肤有温热感,直至穴位周围起红晕为止。每次灸 15 ~ 20 分钟,月经前 3 天开始至经后为 1 个疗程。

2. 关元灸

取关元穴,艾条悬灸,每次月经来潮前 2 ~ 3 天开始施灸,每次 15 ~ 30 分钟,灸至行经期后 3 天。

3. 阴交灸

取阴交穴(位于脐下 1 寸,为任脉、冲脉、少阴之会),在持续疼痛或在剧痛缓解时,采用艾条悬灸,每次 60 ~ 90 分钟,以下腹充满热感为最佳,每日 2 次,至疼痛不发作时为止。

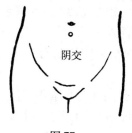

阴交

图 77

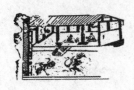
（三）古代验方

1）行经头痛,少腹痛,灸内庭（《神灸经纶》）。

2）女人经水正行,头晕、少腹痛,照海、阳交、内庭、合谷（《针灸大成》）。

三、闭　经

女子年龄超过 18 岁月经尚未初潮,或已行经而又中断达 3 个月以上者,称为闭经。闭经可分为虚、实两类:虚者精血不足,血海空虚,无血可下;实者邪气阻隔,脉道不通,经血不得下行。

（一）民间灸法

1. 艾火灸

1）实证

取穴:中极、地机、合谷、三阴交、太冲、丰隆。

配穴:小腹胀满加气海,胸肋胀满加期门,白带多加次髎。

灸法:艾条悬灸,每穴 5 ~ 10 分钟,每日 1 ~ 2 次。

2）虚证

取穴:肝俞、脾俞、膈俞、肾俞、关元、足三里、三阴交。

配穴:心悸怔忡者加内关,纳少泄泻者加天枢、中脘、阴陵泉,腰膝酸痛加命门、腰眼。

灸法:艾炷灸,每穴 3 ~ 5 壮,每日 1 次;艾条悬灸亦可。

2. 隔药灸

取关元穴。取胡椒、丁香、肉桂各等份,研成细末,备用。施灸时,将药粉调成膏状,摊于关元穴,中艾炷施灸,一般每次灸 5 ~ 10 壮。每日 1 次,5 次为 1 个疗程。

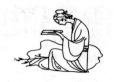

（二）单穴灸法

隔药神阙灸

取神阙穴。采用间接灸法。先将：麝香、龙骨、虎骨、蛇骨、木香、雄黄、朱砂、乳香、没药、丁香、胡椒、青盐、夜明砂、五灵脂、小茴各等份研为细末，瓷罐贮藏，切勿泄气。其中麝香临用时另研备用。取神阙穴，放入麝香，再用面粉做一圆圈套在脐周，然后装满适量药粉，外盖槐树皮或生姜片，用艾灸之，每岁 1 壮，按年龄推算，随时更换槐树皮或生姜片，防止烧伤皮肤，间日 1 次。

（三）古代验方

1）经闭，腰俞、照海均灸（《神灸经纶》）。

2）月水不通，灸气冲 5 壮（《医学纲目》）。

四、崩　漏

崩漏是指经血非时暴下不止或淋漓不尽，前者称崩中或经崩，后者称漏下或经漏。崩与漏出血情况虽不同，但两者常交替出现，故概称崩漏。本病的发病机理主要是冲任损伤，不能约制经血，故经血从胞宫非时妄行。

（一）民间灸法

1. 艾火灸

1）实证

取穴：气海、三阴交、隐白。

配穴：血热者加血海、水泉，湿热者加中极、阴陵泉，气郁者加太冲、支沟，血瘀者加地机、血海。

灸法：艾条悬灸，每穴 5 ~ 10 分钟，每日 1 次；艾炷灸亦可。

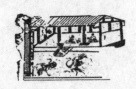
2）虚证

取穴：关元、三阴交、肾俞、交信。

配穴：气虚加足三里、气海、脾俞、膏肓俞，阳虚加命门、肾俞，阴虚加照海、太溪。

灸法：艾炷灸，每穴 3～5 壮，每日 1 次；艾条悬灸亦可。

2. 太乙神灸

取穴：大敦、隐白。

灸法：太乙神针按灸，每穴 10～15 次，每日 2 次。

（二）单穴灸法

1. 断红针灸

取断红穴（位于手背第二三掌骨间，即八邪之大都穴位），先针后灸。沿掌骨水平方向刺入 1.5～2 寸，留针 20 分钟后起针，再灸之。用艾条悬灸行雀啄灸法，10～15 分钟为度。本法对脾虚型崩漏效果较好。

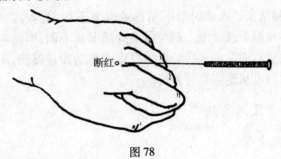

断红○

图 78

2. 隔蒜片灸

取隐白穴，艾炷灸法。按子午流注法，每日上午 7～11 时取隐白穴，将紫皮蒜切成 1 毫米薄片置于穴位上，上置米粒大艾炷，灸 3～7 壮，3 次为 1 个疗程，间隔 3 天，再开始下 1 个疗程。

亦可艾条悬灸，每次熏灸 15～20 分钟，直至隐白穴周围皮肤转红并感烘热为度。每日 3～5 次。

3. 隔药神阙灸

详见本节"闭经"病。

（三）古代验方

1）血崩不止，膈俞、肝俞、肾俞、命门、气海、中极、间使、血海、复溜、行间，均灸（《类经图翼》）。

2）气海、石门治崩中漏下（《针灸大成》）。

五、带　下

带下量明显增多，色、质、气味异常，或伴全身或局部症状者，称带下病。本病主要由于湿邪影响任、带脉，以致带脉失约，任脉不固所形成。湿邪有内外之别，外湿指外感之湿邪，内湿一般指脾虚失运，肾虚失固所致。

（一）民间灸法

1. 艾火灸

取穴：带脉、气海、三阴交、次髎、足三里。

配穴：脾虚者加脾俞、中脘、天枢、白环俞，肾虚者加肾俞、照海、关元、命门，湿热者加阴陵泉、行间。

灸法：艾炷灸，每穴 3～5 壮，每日 2 次；或艾条悬灸，每穴10～15分钟，每日 2 次。

2. 太乙神灸

取穴：脾俞、肾俞、关元、中极、气海、三阴交。

灸法：太乙神针按灸，每穴 10～15 次，每日 1～2 次。

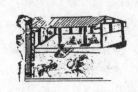

3. 隔姜灸

取鲜生姜切片,厚 0.3 ~ 0.5 厘米,中间用针穿刺数孔,贴于气海、中极、归来穴上,采用大艾炷点燃施灸,每 3 壮换 1 次姜片,每穴 3 壮,每日 1 次。

(二)单穴灸法

1. 曲骨针灸

取曲骨穴,先针后灸。用 11 厘米毫针,直刺或稍斜向会阴部进针 2.5 ~ 3 寸深,以有麻电感放射至阴道为佳,用平补平泻手法行针,留针 1 小时,每 10 分钟捻转 1 次。针后加艾条回旋灸 30 分钟。每 3 日 1 次,2 次为 1 个疗程。

2. 隔药神阙灸

取神阙穴,隔药灸。基本药物:黄芪、党参、丹参各 15 克,当归、白术、白芍、枳壳、生姜末各 10 克,升麻、柴胡各 6 克。食欲减退者加鸡内金 10 克,大便溏者加焦六曲 10 克,阳气虚加肉桂 3 克。药焙干后,共研细末和匀备用。患者仰卧位,取神阙穴,放入药末约 10 克,铺平呈圆形,直径 2 ~ 3 厘米,再用胶布贴紧,每隔 3 天换药末 1 次,每次在药上放一圆形金属盖,用艾灸 1 次,艾条约 1.5 厘米长,连灸 3 壮,以 1 个月为 1 个疗程。

(三)古代验方

1)淋带赤白:命门、神阙、中极各灸 7 壮(《类经图翼》)。

2)赤白带下:曲骨 7 壮,太冲、关元、复溜、三阴交、天枢 100 壮(《针灸集成》)。

3)赤白带下:带脉、关元、气海、三阴交、白环俞、间使 30 壮(《针灸大成》)。

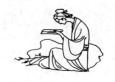

六、胎位不正

胎位不正,是指妊娠 30 周后,胎儿在子宫内的位置不正而言。中医认为胎位不正主要是气血虚弱或气滞血瘀所致。

(一)民间灸法

艾火灸

取穴:至阴(双侧)。

灸法:患者取屈膝仰卧位。取艾绒捏成三角形坚实艾炷,每粒重 0.04 克,置双侧至阴穴上灸之。妊娠 35 周以下者,每周 1 次,每次 5~7 壮,连续 4 次为 1 个疗程;36 周以上者每周 2 次,每次 9 壮,连续 4 次为 1 个疗程。艾条悬灸亦可,每次灸 15 分钟。

(二)单穴灸法

三阴交灸

取三阴交穴(双侧),用艾条 2 根,同时灸双侧三阴交穴,以皮肤潮红为度,每次 10~15 分钟,每日 1 次,3 次为 1 个疗程。

(三)古代验方

难产逆生,足小趾尖灸 3 壮即顺产(《针灸集成》)。

七、滞 产

从分娩开始至宫口完全开张为第一产程,在此期间,若孕妇子宫收缩不能逐渐增强,子宫颈口扩张缓慢,胎儿不能娩出,使第一产程延长超过正常者称为滞产。滞产发生的原因,多因体质虚弱,正气不足;或产时用力过早,耗血伤气;或临产胞水早

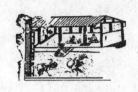

破,浆血干枯,凡此种种,气血虚弱,产力不足,均可造成滞产。

(一)民间灸法

艾火灸

取穴:合谷、三阴交、足三里、至阴、次髎。

配穴:精神疲惫加关元、气海,心悸气短加内关。

灸法:艾条悬灸,可持续多灸。

(二)古代验方

1)难产横生,合谷、三阴交、至阴灸3壮(《类经图翼》)。

2)妇人横产,先手出,诸般符药不捷,灸右脚小趾尖头3壮,炷如小麦大,下火立产(《黄帝明堂灸经》)。

八、胞衣不下

胞衣,现代称为"胎盘"。胎儿娩出后,胎盘经过较长时间不能娩出者,称为胞衣不下。本病的发病原因主要是由于气虚和血瘀,导致胞宫活动力减弱,不能促使胞衣排出。

(一)民间灸法

1. 艾火灸

取穴:关元、三阴交、独阴、中极、气海、合谷。

配穴:气虚加膻中,血瘀加血海、八髎,阴道出血较多加隐白。

灸法:艾炷灸,每穴5~10壮;或艾条悬灸,每穴10~20分钟。

2. 隔盐灸

取神阙穴,平铺一层食盐,置艾炷于上施灸,一般灸3~7壮。

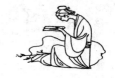

中国民间医学丛书

（二）古代验方

1）胞衣不下,灸三阴交、昆仑(《神灸经纶》)。

2）胞衣不下,灸足小趾尖 3 壮,中极、肩井(《针灸集成》)。

九、产后恶露不绝

胎儿娩出后,胞宫内遗留的瘀血浊液叫恶露。一般在产后 20 天左右干净,持续 20 天以上仍淋漓不断者,称为恶露不绝,又称恶露不尽或恶露不止。本病发生的机理,主要是冲任为病,气血运行失常所致。

（一）民间灸法

艾火灸

取穴:隐白、三阴交、气海、中极。

配穴:气虚加关元、足三里,血热加曲池、血海,瘀血加血海、归来。

灸法:艾条悬灸,或艾炷灸,每穴 5～10 分钟,每日 1～2 次。

（二）古代验方

1）产后恶露不止,及诸淋注,灸气海(《针灸聚英》)。

2）因产恶露不止,中极、阴交 100 壮,石门 7～100 壮(《针灸集成》)。

十、产后血晕

产妇分娩后,突然头晕眼花,不能坐起或心胸满闷,恶心呕吐,痰涌气急,心烦不安,甚则口噤神昏,不省人事,称为产后血晕。本病的发生机理,主要是素体气血虚弱,复因产后失血过

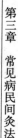

第三章 常见病民间灸法

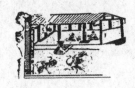

多,气随血脱,心神失养,发为昏厥;或产时感寒,恶露不下,血瘀气逆,并走于上,心神受扰而致血晕。

(一)民间灸法

艾火灸

取穴:百会、神阙、中极、关元、隐白、足三里。

灸法:艾条悬灸,灸至神清。

(二)古代验方

1)产后血晕,灸中脘50壮(《扁鹊心书》)。

2)产后血晕不识人,支沟、三里、三阴交(《针灸大成》)。

十一、产后缺乳

产后乳汁甚少,或全无,称为产后缺乳,亦称乳汁不足,或乳汁不行。乳汁缺乏,多因身体虚弱,气血生化之源不足;或因肝郁气滞,乳汁运行受阻所致。

(一)民间灸法

1. 艾火灸

取穴:少泽、乳根、膻中。

配穴:气血虚弱者加脾俞、足三里,肝郁气滞者加内关、太冲,胸胁胀满者加期门,胃脘胀满者加中脘,食少便溏者加天枢。

灸法:艾条悬灸,每穴5~10分钟,每日1~2次。

2. "乳三针"灸法

取穴:"乳三针"取法,先定一条标定线,令患者屈肘微握拳,拳与肩平,手心向前方,从大陵穴起至少海穴旁开2分为止,此长度为标定线。再用标定线去量取此三穴。乳源:以标定线长

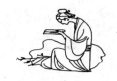

度从膻中穴起平行至该线之尽头是穴。乳海:将标定线对折成为1/2长,从乳头起(平第4肋间隙,锁骨正中为起点)向下垂直量之尽点是穴。乳泉:取标定线的1/2长,从乳源穴起平行向背后量至尽头是穴。

针灸方法:3穴逐一针之,向乳中心方向针刺1～1.5寸,施小幅度捻转,乳房内有胀感为得气。再施针膻中穴,向下平刺1.5寸,得气后均留针5分钟。针后再加艾条灸5分钟。

(二)单穴灸法

1. 膻中针灸

取膻中穴,先针后灸。用直刺法深刺5分,留针30～60分钟。起针后,用艾条灸20分钟。

2. 少泽针灸

取少泽穴,先针后灸。取双侧少泽针刺,隔5分钟后捻转1次,半小时后起针,用艾条悬灸15分钟。

(三)古代验方

1)无乳膻中少泽烧(《针灸聚英》)。
2)妇人无乳,少泽、合谷、膻中(《针灸大成》)。

十二、子宫脱垂

妇女子宫下脱,甚则挺出阴户之外,或阴道壁膨出。前者为子宫脱垂,后者为阴道壁膨出,统称阴挺,又称阴菌、阴脱。本病主要由气虚下陷与肾虚不固导致胞络损伤,不能提摄子宫所致。

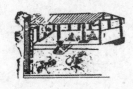
(一)民间灸法

1. 艾火灸

取穴:百会、气海、维道、三阴交、子宫。

配穴:气虚者加关元,肾虚加肾俞、照海,脾虚加足三里。

灸法:艾炷灸,每穴 5 ~ 10 壮,或艾条悬灸,每穴 10 ~ 15 分钟,每日 1 ~ 2 次,10 天为 1 个疗程。

2. 隔蓖麻仁饼灸

取蓖麻子适量去壳,将蓖麻仁捣烂如膏制饼,如两分钱硬币大,厚约 0.3 厘米,贴于百会穴处,上置小艾炷点燃施灸,每次 3 ~ 5 壮,每日 1 次,10 天为 1 个疗程。

3. 温筒灸

取穴:病变局部(会阴部)。

灸法:先做一喇叭形硬纸筒,剪成适合外阴部的样子,免得艾烟漏出。施灸时将点燃的艾条放入筒内,嘱患者做膝胸卧式熏灸之。每日灸治 2 次,每次 30 分钟,熏灸后休息 30 分钟再熏灸第 2 次。

4. 蒸汽灸

取乌梅 60 克,五味子 10 克,石榴皮 10 克,放入盆内水煎后,趁热用蒸汽熏灸,待药水稍冷后即可洗患部。每日一剂,可反复熏洗 2 ~ 3 次。

(二)单穴灸法

1. 提宫针灸

取提宫穴(位于耻骨弓前端的正中点,向下 2 横指处)。先针后灸。先针刺 1 ~ 1.5 寸深,使酸麻针感向上,放射至腰际部,为恰到好处,留针 15 分钟,出针后艾条悬灸 15 分钟。

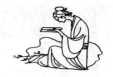

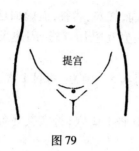

图 79

2. 隔盐灸

取食盐适量,纳入脐窝神阙穴,上置艾炷点燃施灸,每次
10~20 壮,隔日 1 次,5~7 次为 1 个疗程。

(三)古代验方

1)产后阴下脱,灸脐下横纹 14 壮(《妇人大全良方》)。

2)阴挺出,阴蹻、曲骨、曲泉、照海、大敦、太溪灸 3 壮(《针灸
集成》)。

十三、不孕症

妇女婚后两年,没采取任何避孕措施,男子检查能够排除不
育的因素,而女方一直未受孕者,称为原发性不孕;如曾生育或
流产后,夫妻性生活正常且未避孕而又两年以上不再受孕者,称
为继发性不孕。先天不足,肾气虚弱;或精血亏损,冲任虚衰,胞
脉失养;或命门火衰,寒邪客于胞中;或气滞血瘀,痰湿内生,痰
瘀互阻,闭塞胞宫等,均能导致不孕。

(一)民间灸法

1. 艾火灸

取穴:中极、三阴交、大赫、关元、子宫。

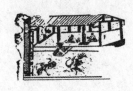

配穴:肾虚加肾俞、气穴、然谷,血虚加足三里、血海,宫寒不孕者加命门、气海,痰瘀互阻加丰隆、阴陵泉,肝郁者加太冲、内关。

灸法:艾炷灸,每穴 5～10 壮,每日 1 次;亦可艾条灸。

2. 三角灸

按特定方法取好脐下 2 穴,每穴艾炷各灸 11 壮,每月从月初开始,连灸 5 日。

(二)古代验方

1)绝子,灸脐中,令有子(《针灸甲乙经》)。

2)妇人绝嗣不生,灸气门穴,在关元旁 3 寸,各百壮(《千金要方》)。

3)催孕,下(足)三里、至阴、合谷、三阴交、曲骨 7 壮至 77 壮即有子(《针灸集成》)。

第三节　儿科病证

一、疒腮

疒腮,是以腮部肿胀、焮热疼痛,或肿痛不红为主要证候特征的一种急性传染病。因腮部肿胀,如虾蟆颈项,且具传染性,故俗称虾蟆瘟,民间叫㨂耳寒(核)。本病常在冬春两季流行,多因内有积热蕴结,外又感受时邪病毒而发病。多见于 5～9 岁的儿童,2 岁以下的小儿较少感染。

(一)民间灸法

1. 艾火灸

取穴:颊车、翳风、合谷、外关。

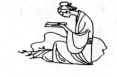

配穴:热甚加大椎、曲池,睾丸肿大加太冲、曲泉。

灸法:艾条悬灸,每穴 3~5 分钟,每日灸 2 次。

2. 灯草灸

1)取角孙穴(位于耳尖直上入发际 5 分处)。稳住头部,剪去患侧角孙穴的头发。用镊子夹一段灯心草,蘸食油少许,点在角孙穴留作标记,点燃灯心草对准角孙穴焠灼,焠灼部位发出"叭"或"喳"的声音,即告结束。

2)在患儿背部触探压痛点,一般在第 4~7 胸椎的其中一个胸椎上。找好压痛点,用 3 厘米长的灯心草,一端蘸菜油,然后点燃,迅速以垂直方向向患儿压痛点烧灼(杵)一下,烧一次即可。

3)取耳尖穴,用灯心草点灸,一般 1~2 次即可。

3. 灯火灸

将做艾条用的桑皮纸卷成直径约 0.3 厘米的实心圆纸条,蘸香油少许点燃,对准角孙穴猛灼一下,作为第 1 次治疗。隔天治疗 1 次,第 2 次治疗分别取用耳极穴(耳垂末与下颌皮肤接合处)。

4. 火柴灸

取患侧角孙穴,双侧患病者取双侧。将患侧角孙穴毛发剪掉,用体积分数为 75% 的酒精棉球消毒后,点燃火柴对准穴位一烧即可。

(二)古代验方

1)面赤、颊热、恶风寒、颔痛,攒竹、玉枕灸 3 壮妙,巨髎灸 5 壮(《医学纲目》)。

2)侠溪、和髎、颊车治颔颊肿(《针灸资生经》)。

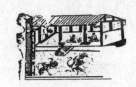

二、百日咳

百日咳,中医称为顿咳,是小儿感受时邪疫毒而产生阵发痉挛性咳嗽的一种儿科传染病。以咳嗽连声,并伴吼声回音,咳时面红耳赤,连续数次,最后咳出大量的痰,或吐出乳食乃止。本病常发于冬末春初,多见于 1~5 岁的小儿。由于调护失宜,外感时邪引起痰浊内生,阻于气道,肺失宣降,以致肺气上逆,发为咳嗽。

(一)民间灸法

1. 艾火灸

取穴:大椎、身柱、尺泽、丰隆、合谷。

配穴:身热者加曲池,体弱虚损者加膏肓,纳少便溏者加脾俞、中脘、天枢,手足欠温者加关元。

灸法:艾条悬灸,每穴 3~5 分钟,每日 2 次。

2. 太乙神灸

取穴:天突、膻中、肺俞、灵台、丰隆。

灸法:太乙神针按灸,每穴 5~10 次,每日 2 次。

(二)单穴灸法

吴茱萸敷灸

取涌泉穴(双侧),将吴茱萸 10 克,研极细末,用好醋调如粥状,敷于双足涌泉穴(可摊至整个足心),外用纱布包好,48 小时取掉。

(三)古代验方

1)小儿咳嗽不瘥,灸肺俞穴(《古今医院》)。

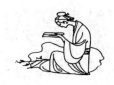

2)若是痰涎并咳嗽,治却须当灸肺俞,更有天突与筋缩,小儿吼闭自然疏(《胜玉歌》)。

三、疳　积

疳积,是以面黄肌瘦,毛发焦枯,饮食反常,腹部膨胀,精神萎靡为特征的一种慢性疾病。本病起病缓慢,病程愈长,病情亦随之加重,严重影响小儿的正常生长发育,故前人列为小儿痧、痘、惊、疳四大要证之一。脾胃失调是形成疳积的主要原因,多发于5岁以下的小儿。

(一)民间灸法

1. 艾火灸

取穴:中脘、章门、脾俞、胃俞、足三里、四缝。

配穴:感染虫疾者加百虫窝,脘腹胀满加公孙、建里。

灸法:艾条悬灸,每穴3~5分钟,每日2次。

2. 消癖神火灸

取穴:膏肓俞、足三里、中脘、脾俞、天枢、气海。

灸法:消癖神针按灸,每穴5~10次,每日2次。

(二)古代验方

1)小儿身羸瘦,贲豚腹胀,四肢懈惰,肩背不举,灸章门(《针灸聚英》)。

2)小儿疳瘦,灸尾闾骨上3寸陷中3壮(《针灸大成》)。

四、泄　泻

泄泻,是指小儿大便稀薄,或如水样,或完谷不化,次数增多的一种胃肠道疾病。本病是小儿常见病,四季皆可发生,夏秋两

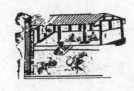

季多见。小儿脾胃薄弱,起居不慎,饮食失调均易引起泄泻。

(一)民间灸法

1. 艾火灸

取穴:脾俞、水分、天枢、神阙、中脘、足三里。

配穴:热重加合谷、大椎,湿重加阴陵泉,呕吐加上脘、内关,腹胀加气海、公孙,腹痛加下脘、合谷,手足厥冷加关元。

灸法:艾炷灸,每穴 3~5 壮,每日 1~2 次;艾条悬灸亦可。

2. 灯草灸

1)取穴:天枢、关元、神阙、中脘、足三里。

配穴:止泻穴、水分、气海、上巨虚、三阴交、脾俞、肾俞、涌泉。

灸法:每次选用 2~4 个穴位,根据症情每穴不焠灸 1~3 下,3 天灸治 1 次。

2)取灯心草蘸油点燃一端,灸于尾骶骨末端的长强穴上。一般 1 次后即可,若不止,可隔 3~5 天再灸 1 次。

3. 温盒灸

取腹部或腰背部俞穴,每次选 2~4 穴,每次施灸 15~25 分钟,每日灸 1~2 次,5~10 次为 1 个疗程,疗程间隔 3~5 天。

4. 太乙神灸

取穴:脾俞、中脘、天枢、气海、足三里。

灸法:太乙神针按灸,每穴 3~7 次,每日 1~2 次。

5. 火柴灸

取穴:长强。

配穴:肾俞、脾俞。

灸法:用火柴一支在磷片上划燃对准穴位迅速灸点,手法要轻,瞬间离穴,此时听到响声即可,灸点后有米粒大瘢痕,一般不需处理。每日 1 次。

(二)单穴灸法

1. 巴豆敷灸

取巴豆 1 粒,去壳研末,白蜡烛少许熔化后,将巴豆末掺入,趁热放入脐中(神阙穴),外用胶布固定,约 6 小时后去掉。如 1 次不愈,可续用 1~2 次。

2. 隔药灸

苍术 15 克,吴茱萸 15 克,丁香 3 克,胡椒 1 克。共研细末,每次取出适量,水调成糊状,摊于神阙穴上,上置薄姜片 1 片,置小艾炷点燃施灸,每日 1 次,每次 3~5 壮。灸完去掉姜片,将饼用胶布固定于脐上,24 小时后去掉。

(三)古代验方

1)吐泻脉沉细,手足冷者,灸脐下 150 壮(《扁鹊心书》)。

2)虚寒久泻灸关元、中极、中脘、梁门。如腹痛、手足冷加灸天枢;腹满加灸三阴交;手足厥冷加灸气海(《神灸经纶》)。

五、遗 尿

遗尿又称遗溺,民间俗称尿床。是指 3 周岁以上的小儿,睡眠中小便自遗,醒后方觉的一种疾病。中医认为小儿遗尿是肾与膀胱虚冷所致。

(一)民间灸法

1. 艾火灸

取穴:关元、中极、三阴交、神阙。

配穴:脾气不足加足三里,肾气不足加肾俞、命门,膀胱失约

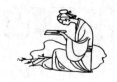

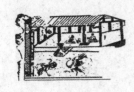

加膀胱俞。

灸法:艾条悬灸,每穴每次施灸 5 ~ 10 分钟,每日灸治 1 ~ 2 次,5 次为 1 个疗程;此法亦可用艾炷灸。

2. 太乙神灸

取穴:关元、气海、三阴交。

灸法:太乙神针按灸,每穴每次 5 ~ 10 次,每日 1 ~ 2 次。

3. 艾火针衬垫灸

取穴:关元、中极、三阴交。

灸法:取衬垫放在选定的穴位上,将普通药物艾条点燃按灸在衬垫上 5 秒钟左右,每穴每次按灸 5 次,每日 1 ~ 2 次。

4. 温盒灸

取腰腹部穴位,如关元、气海、中极、肾俞、脾俞、膀胱俞等。每次选 3 ~ 5 穴,每次灸 10 ~ 20 分钟,每日灸 1 ~ 2 次,5 次为 1 个疗程。

5. 隔姜饼灸

取穴:中极、三阴交。

灸法:取干姜 15 克,水 200 毫升,煎至 100 毫升,然后滤渣取液和面粉调成糊状,再摊于 3 块约 7 平方厘米的布上,晒干,即成姜饼。治疗时将姜饼置于选定穴上,用艾条熏灸,每日 2 ~ 3 次,每次 30 分钟,3 天为 1 个疗程。

(二)单穴灸法

1. 隔盐灸

取神阙穴(脐窝),将食盐适量研为细末,纳入脐中,使与脐平,上置艾炷灸之,每次施灸 3 ~ 7 壮,隔日灸治 1 次,5 次为 1 个疗程。

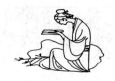

2. 五倍子敷灸

取神阙穴,将五倍子、何首乌各等份共研细末,贮瓶备用。敷灸时取上药末 6 克,醋调如糊膏状,填入脐中,上盖纱布固定。每晚临睡前贴敷,次日晨起取下,3 次为 1 个疗程。

(三)古代验方

1)治小儿遗尿,灸脐下 1 寸半,随年壮。又灸大敦 3 壮(《千金要方》)。

2)遗尿,气海 100 壮,大敦 3 壮(《针灸集成》)。

六、疝 气

小儿疝气,是指阴囊坠胀,连及少腹,有囊状肿物,站立或咳嗽时触及肿物有冲击感,平卧即缩小或消失。因腹膜鞘突未闭,婴幼儿啼哭、咳嗽、便秘等原因使腹压过大,肠曲进入阴囊而成,称为腹股沟疝。中医认为本病多为寒凝肝脉或气虚下陷所致。

(一)民间灸法

1. 艾火灸

取穴:三阴交、归来、太冲、大敦。

配穴:厥逆加灸神阙、足三里,中气不足加气海,少腹痛胀加大巨、关元。

灸法:艾条悬灸,每穴 5 ~ 10 分钟,每日 2 次;艾炷灸亦可。

2. 三角灸

用无伸缩性绳,量患者两口角间长度,延长 3 倍,折成等边三角形,以上角置脐中心,下边在脐下呈水平,下边两角尽处是穴。此外,可配合关元、气海、曲骨、气冲、冲门等穴。三角穴为主穴,每次必用,其他穴位轮流配用。以小艾炷每穴 5 壮,每日

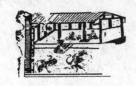

施灸 1 次。

(二) 单穴灸法

隔姜灸

取患侧腹股沟内上方(相当于腹股沟管的股环处),取老姜 1 片放置于上,中艾炷点燃施灸,每日 1 次。灸后皮肤出现潮红和水泡,只要注意局部清洁,一般可不做其他处理。

(三) 古代验方

1) 小肠气,一切冷气,连脐腹结痛,小便遗尿,灸大敦 3 壮 (《针灸大成》)。

2) 寒疝腹痛,取阴囊、太溪、肝俞(《神应经》)。

第四节　外科病证

一、疔　肿

疔肿是一种常见的外科疾患,其特征为局部皮肤红、热、疼痛,突起根浅,肿势局限,穿头排脓即愈,只有重症才见全身症状。夏秋多发,以小儿及青壮年多见。中医认为疔的发生,多因暑湿、热毒蕴结皮肤,以致营卫不和,气血凝滞而成。

(一) 民间灸法

1. 艾火灸

取穴:局部阿是穴。

灸法:艾条悬灸,每次施灸 15 分钟,每日灸治 2 ~ 3 次。

2. 隔蒜灸

取局部阿是穴,将蒜片平放于患处,再把艾炷放在蒜片上,

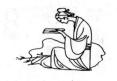

点燃艾炷施灸,每次 10 壮,每日 1 次。

(二)古代验方

大蒜捣烂成膏涂疮四围,留疮顶,以艾炷灸之,以爆为度(《医学正传》)。

二、乳　痈

乳痈是乳部急性化脓性疾患,俗称奶疮。发于妊娠期的,称为内吹乳痈;发于哺乳期的,称为外吹乳痈。本病以乳房红肿疼痛为主症。多发于产后尚未满月的哺乳妇女,尤以初产妇多见。

(一)民间灸法

1. 艾火灸
取穴:肩井、乳根、内关、曲池、足三里。
配穴:乳汁壅胀加膻中、少泽,头痛发热加合谷、风池。
灸法:艾条悬灸,每穴施灸 5～10 分钟,每日 1 次。
2. 隔葱灸
取葱白适量,洗净后捣如糊膏状,敷于患处,厚约 0.2 厘米。然后点燃艾条悬灸,每次施灸 15～30 分钟,每日灸治 1～2 次,3 次为 1 个疗程。
3. 隔蒜灸
选取患处或邻经俞穴,每次每穴施灸 5～7 壮,每日灸治 1～2 次,3 次为 1 个疗程。
4. 隔碗灸
操作详见第一章第二节本灸法。

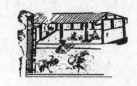
（二）古代验方

1）乳痈灸乳根（《神灸经纶》）。

2）膺窗、临泣（足）、神封、乳根、足三里、下巨虚、下廉、天溪、侠溪，均治乳痈。乳妒灸两手鱼际14壮（《针灸资生经》）。

三、肠　痈

肠痈以右少腹疼痛为主症，因本病有右腿不能伸直的体征，故又有缩脚肠痈之称。本病多因饮食不节，寒温不适，或暴急奔走，遂致气血瘀滞，经络阻塞，湿热郁结而发病。

（一）民间灸法

1. 艾火灸

取穴：局部阿是穴（压痛点）、阑尾穴、足三里、上巨虚、气海、大敦。

灸法：艾炷灸，每穴每次3～5壮，或用艾条悬灸，每日1～2次。

2. 药物敷灸

取芒硝10克，冰片1克，混匀研为细末，密贮备用。敷灸时取上药粉适量撒布于局部压痛点（药粉厚0.2厘米左右，范围大小约3厘米×3厘米），上用胶布盖严，勿令泄气。每日换敷1次，3次为1个疗程。

（二）古代验方

灸肠痈法，屈两肘，正灸肘头锐骨各百壮，则下脓血即瘥（《千金方》）。

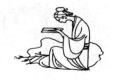

四、痔　疮

痔疮又称痔核,凡肛门内外有小肉突出者均称为痔。生于肛门内的称为内痔,生于肛门外的称为外痔,内外兼有的称为混合痔。因痔核常出现肿痛、瘙痒、流水、出血等症,所以通称痔疮。中医认为气血不调,络脉瘀滞,蕴生湿热是痔疮的成因。

(一)民间灸法

艾火灸

取穴:局部阿是穴、陶道、大肠俞、腰俞、长强、承山。

配穴:湿重者加阴陵泉,大便秘结加上巨虚,出血加血海、气海俞。

灸法:艾条悬灸,每穴 5～10 分钟,每日 2～3 次;或艾炷灸。

(二)单穴灸法

贴灸法

取八髎穴,选用七星针在八髎穴处缓慢叩打,使局部充血,放上丁桂散(丁香、肉桂)药粉,布满八髎穴,再覆盖麝香虎骨膏1 张,然后用艾条悬灸,每次 10～15 分钟,隔日 1 次。

(三)古代验方

1)用生姜切片放痔痛处,用艾炷于姜上灸 3 壮,黄水即出,自消散矣。若有两三个者,过 3～5 日依照前法逐一灸之(《类经图翼》)。

2)治痔疮,用半新马桶一个,入新砖一个,放桶底上,再用新砖一个烧红,于砖上用全蝎 2～3 枚烧烟,患者坐桶上熏之,2～3次即愈(《万病回春》)。

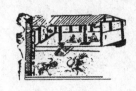

五、腱鞘囊肿

腱鞘囊肿是指发生在关节或肌腱附近的囊肿,以腕关节背面和掌面为多见,足背、膝关节内外侧及腘窝内亦有发生。本病可为单囊或多囊,囊肿局部隆起,不与皮肤粘连,触诊边界光滑,呈饱胀感,囊肿内充满液体而张力很大时,则显得坚硬,局部一般不痛或酸痛乏力。中医认为本病多因劳累损伤后,气血失和,痰湿瘀阻,筋肉蕴腐而成。临床上多见于青少年。

(一)民间灸法

1. 艾火灸

取穴:局部阿是穴。

配穴:阳溪、阳池、外关、足三里、解溪、阴陵泉等。

灸法:艾条悬灸,每穴施灸 5～10 分钟,每日 1～2 次。

2. 针后加灸

先用 26 号不锈钢针于囊肿中央刺入,得气后施以泻法;周围以 28 号毫针围囊核刺入,得气后留针,留针 15 分钟后起针。然后用艾条悬灸局部 15～20 分钟,每日或隔日 1 次,3 次为 1 个疗程。

3. 三棱针加灸

取患者囊肿局部,用三棱针垂直进针(对多房性者可在每个结节的最高点进针),进针后将三棱针针尖向四周做旋转或深刺(勿用力过猛,以免剧痛)。出针后,及时用两拇指在针眼周围挤压,以出尽内容物为止,然后在进针处盖一消毒棉球,再用一硬币压在棉球上,以 3～5 厘米宽的胶布作环形加压固定,然后每天在针刺部位(加固部位)用艾条悬灸 1 次,15 分钟左右,7 天就可揭去胶布。

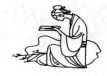

4. 硫姜灸

取硫姜药锭,在患处先放一生姜薄片,置药锭一粒于姜片中心,点燃施灸,患者渐感温热,至灼热难忍时,用软橡皮重按,将火熄灭,每次 1~3 壮,每日 1 次。

六、扭　伤

扭伤是指四肢关节或躯体的软组织损伤,如肌肉、肌腱等扭伤,而无骨折、脱臼、皮肉破损的证候。临床上主要表现为受伤部肿胀疼痛,关节活动障碍等。本病主要由用力不当,跌仆闪挫等,导致脉络损伤,气血瘀滞而成。

(一)民间灸法

1. 艾火灸

取穴:病变局部的阿是穴(压痛点)。

配穴:根据不同的病变部位,选取不同穴位。颈部:风池、天柱、后溪;肩部:肩髃、肩髎、肩贞;肘部:曲池、天井;腕部:外关、合谷、阳池、阳溪;腰部:肾俞、腰阳关、大肠俞、承山;骶部:命门、长强;髋部:环跳、秩边、绝骨;膝部:膝眼、膝阳关、阳陵泉、阴陵泉、足三里;踝部:解溪、商丘、丘墟、昆仑。

灸法:艾条悬灸,每穴 5~10 分钟,每日 1~2 次;亦可艾炷灸。

2. 隔姜灸

取局部阿是穴,每穴施灸 4~6 壮,以局部潮红为度。每日1~2次。

3. 温针灸

取穴同艾火灸,每次选取 2~4 个穴位,每穴施灸 10~15 分钟,或 2~3 壮,每日或隔日灸 1 次。

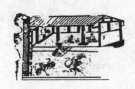

4. 隔姜硫黄灸

取陈艾 90 克,置砂锅内加水浸没,沸后滤取清汁,倒入紫铜锅内,加入硫黄粉适量,拌成糊状,加热熬成油状,现黄橙色时,倒入瓷皿内冷后备用。取压痛点硬块为主,压痛点附近或循经穴为辅,先将姜片放灸穴上,再取硫黄灸料一块置姜片上燃着,至局部灼热时即用橡皮灭之。灸后能立收温经通络,散瘀止痛之功。

(二)古代验方

1)腰挫闪痛起步艰难,脊中、肾俞 3 壮;命门、中膂俞、腰俞俱 7 壮;足腕肿痛,解溪、丘墟(《类经图翼》)。

2)治反腰有血痛方:捣杜仲三升(约 90 克)许,以苦酒(米醋)和涂痛上,干复涂,并灸足肿白肉际 3 壮(《肘后备急方》)。

七、落　枕

落枕,又称失枕、失颈,主要表现为晨起颈项部强直、疼痛、活动受限,甚则牵引肩背。多由露卧当风或睡眠姿势不当,致血凝气滞,经络不通而成。

(一)民间灸法

1. 艾火灸

取穴:阿是穴、天柱、大椎、肩中俞、大杼。

配穴:背部疼痛加养老,头痛恶寒加风池。

灸法:艾条悬灸,每穴灸 10～15 分钟;或艾炷灸,每日 1～2次。

2. 温盒灸

取颈部或连颈背部穴位,每次施灸 10～20 分钟,每日灸治

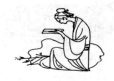

1～2次。

（二）古代验方

1）头项强不得回顾,生桃叶蒸熟入袋,著项上熨之(《本草纲目》)。

2）项强取承浆、风府、后溪(《医学纲目》)。

八、颈椎综合征

颈椎综合征,又称颈椎病,是一种退行性颈椎关节病。多因颈椎骨、椎间盘及其周围纤维结构的损害,致使颈椎间隙变窄,关节囊松弛,关节内平衡失调,使颈神经根或脊髓受刺激和压迫所致。多发于40岁以上,临床表现为起病缓慢,疼痛部位依受累的神经根分布不同而异,多在一侧颈和肩部或向同侧上臂、前臂尺侧和手指放射,并有轻度感觉减退或过敏。早期肌力无改变,晚期肩、臂肌肉可有轻度萎缩。中医认为本病多因督脉受损,气血滞涩,经络闭阻,或气血不足所致。

（一）民间灸法

1. 艾火灸

取穴:病变部位夹脊穴。

配穴:大椎、肩髃、曲池、足三里、绝骨。

灸法:艾条悬灸,每次取3～5穴,每穴灸10～15分钟,每日2次;也可用艾炷灸。

2. 温针灸

取穴同艾火灸。每次选用3～5穴,先针刺,得气后施以平补平泻针法,然后留针不动,将艾段套在针柄上,从艾段下端点燃施灸。每穴每次施灸2～3壮,或5～15分钟,每日或隔日治

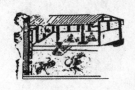

疗 1 次。

3. 温盒灸

取病变部位夹脊穴,每次施灸 20 分钟,每日施灸 1 次。

(二)单穴灸法

新设灸

取新设穴(位于风池穴直下方,后发际下 1.5 寸)。取双侧新设穴,以艾条悬灸,每次 15～20 分钟,每日 1～2 次。

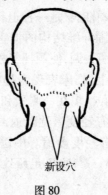

新设穴

图 80

第五节　皮肤科病证

一、带状疱疹

带状疱疹,又名缠腰火丹、蛇丹,俗称蜘蛛疮、串腰龙,是一种皮肤上出现簇集成群、累累如串珠、疼痛剧烈的疱疹性皮肤病;多发于腰部,亦有发生于胸部及颜面部者。中医认为本病多因风火之邪,或因感染湿毒阻于经络,郁于皮肤,致使肌肤之营卫壅滞,发为疱疹。

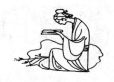

(一)民间灸法

1. 艾火灸

取穴:取局部病损区。

灸法:艾条悬灸,每日 1 次,每次 15~30 分钟。

2. 灯火灸

取穴:根据患病部位取患侧穴位,颜面部取合谷,头项部取列缺,胸胁部取内关,腹部取足三里,少腹部取三阴交,腰背部取委中,臀部取环跳,四肢取阳陵泉。

灸法:以灯心草 1 根(约 10 厘米长),一端蘸菜子油,点燃后,迅速将灯心草油火按触在穴位的皮肤上,一点即起,每日 1次。施灸处可出现绿豆大的水泡,不必处理,可自行消退。

3. 三棱针后加灸

取阿是穴,局部常规消毒后,于损害部位的外周,用三棱针挑刺 3~5 针,破皮出血即可,然后用艾条灸 15~30 分钟。每日针刺及施灸 1 次。

(二)单穴灸法

着肤灸

取穴:蜘蛛穴。患者正坐,医者站在其背面,取细线 1 根测量出患者头围大小,将剩余的线除去,然后用测量的线由前向后经颈部绕一圈,再将两线端对齐,沿胸椎正中线向背后下稍拉紧,合拢的线端所达之处,即是本穴。

灸法:采用艾炷灸,在蜘蛛穴处施灸,1 壮即可。

二、神经性皮炎

神经性皮炎是以阵发性的剧痒和皮肤苔藓样变为特征的慢

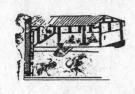

性炎症性皮肤病。本病好发于身体受摩擦部位,临床上以病变局部奇痒,搔抓后呈丘疹状,日久则皮肤形成苔藓化,皮纹变深,皮肤局部肥厚、干燥为特征。因其好发于颈部,中医称为摄领疮,又因其状如牛颈之皮,厚而且坚,又名牛皮癣。本病初起为风湿热之邪阻滞肌肤,日久则血虚风燥,肌肤失养。情志郁闷或衣领拂着、搔抓等皆可诱发或使病情加剧。本病病程缓慢,时重时轻,常易复发。分局限型和播散型两种。

(一)民间灸法

1. 艾火灸

取皮损局部,将小艾炷置放于病损皮肤上(涂少许蒜汁固定),灸点间距为 1.5 厘米。每点每次施灸 1～3 壮。一般每周灸治 1～3 次,或 10 天 1 次。

2. 药物艾条灸

取陈艾绒、白芷、苍术各 150 克,硫黄 60 克,细研成粉末,制成药物艾卷,备用。选取局部阿是穴,每次施灸 15～30 分钟,每日 1～2 次,7～10 次为 1 个疗程。

3. 蒜泥敷灸

取独头蒜适量,捣如泥膏状,敷于皮损局部,覆盖纱布,胶布固定,每次敷灸 1 天,7～10 天敷灸 1 次。

4. 梅花针后加灸

取局部皮损区,用梅花针叩打皮肤损害边缘,逐渐向中心移动,刺激量以轻度出血为度。然后用碘酒涂搽患部,完成后,点燃灸条悬灸局部,先灸边缘,渐向中心移动,每次灸治 30～50 分钟,1 周治疗 2 次,一般治疗 2 周可获佳效。

5. 贴棉灸

取穴:局部病损区。

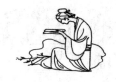

灸法：以脱脂棉少许，摊开展平如铜钱大小的薄片，贴于患部或所选穴位上，火柴点燃急吹其火，使其迅速燃完。然后再换一张薄棉，如法再灸，如此 3～4 次，以皮肤潮红为度。亦可先用皮肤针叩刺局部微出血，再施 3～4 次贴棉灸，其效更佳。

6. 斑蝥液涂灸

取斑蝥适量，用醋或酒精浸泡，涂抹患处，2～3 天涂抹 1 次即可。注意：此法较痛苦，涂抹药液后，皮肤发泡，可用消毒纱布包扎，结痂后，皮炎亦能痊愈。

（二）古代验方

皮风疮，自少瘙痒不止如粟粒者，多发臂及足胫外边与背部，而绝不发胸腹及臂及脚内边，故名曰皮风疮，逢秋气尤痒成疮，俗名年疥疮，曲池灸 200 壮，神门、合谷 21 壮（《针灸集成》）。

三、银屑病

银屑病，旧时又称牛皮癣，是一种原因不明而常见的无传染性的红斑鳞屑性皮肤病。本病是在皮疹上反复出现多层银白色干燥的鳞屑，搔之脱屑，故中医称为白疕；又因其状如松皮，故又名松皮癣。本病可累及身体任何部位，但好发于头皮、躯干和四肢伸侧，常伴有不同程度的瘙痒，是一种慢性复发性的皮肤病。中医认为，本病是因外感风邪，搏于肌肤，郁久化热，以致血热、血燥或血瘀；或因肝肾亏损，冲任不调，营血不和，脏腑阴阳失调而致。

民间灸法

1. 隔蒜灸

大蒜头剥去皮，研糊成薄饼样，在患处先垫一块薄布，艾炷

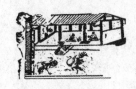
放在蒜上灸,如感觉剧痛,可将布慢慢移动,以患处均热遍并转为红色;如起白色水疱,可1次痊愈。如1次不愈,隔7天后再灸1次。

2. 药物艾条灸

参照"神经性皮炎"治疗。

3. 蒜泥敷灸

取大蒜适量,去皮捣如泥膏状,敷于患处,上覆盖纱布,胶布固定。每次敷灸1天,根据病情,隔日、3日或1周灸治1次,5~7次为1个疗程。

4. 梅花针后加灸

用温肥皂水将患处鳞屑尽量洗去,抹干,用体积分数为75%的酒精消毒,用梅花针轻轻叩打患处,见有细小点状出血即可。点燃艾条,患处朝下熏灸(药艾烟尽量熏到患处)15~20分钟,然后将药艾灰涂抹患处即可。每日1次,7次为1个疗程。

5. 贴棉灸

详见"神经性皮炎"的治疗。

四、白癜风

白癜风因皮肤上出现无自觉症状的白色斑片而得名,又称为白驳风。本病临床表现为皮肤出现大小不等的圆形或不整形白斑,呈乳白色,表面光滑,边缘清楚,周围色素较深,斑内毛发亦可变白,皮损处不痛不痒,可以单发,亦可泛发,病程缓慢。中医认为,本病由于风邪留于腠理,搏于皮肤,以致气滞血瘀而成。

民间灸法

1. 艾火灸

取患处,用艾条悬灸,每日施灸1~2次,每次10~30分钟,

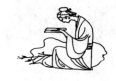

以灸至白斑转为正常肤色,或灸至高度充血为度。

2. 隔姜灸

取患处,艾炷根据皮损面积大小而定,每日施灸 1 次,每次施灸 5～8 壮。此法适宜于皮损面积较小者。

五、冻　疮

冻疮是指机体因受严寒侵袭引起的损伤。临床症状以受损部位发生红、肿、痒、痛,甚则溃破为主要表现。重度冻疮可发生局部组织发黑、坏死、溃破或脱落。多发生在手、脚、耳等部位,有反复发作的倾向。

(一)民间灸法

1. 艾火灸

取穴:取患部。

灸法:艾条悬灸,每次施灸 15～20 分钟,每日灸治 1～2 次。对红肿未化脓者,可灸后用手指适当按摩患处,但需注意勿将患处皮肤擦破。

2. 椒姜蒸汽灸

取生姜、辣椒各等份,水煎后用蒸汽熏灸患处,待水温后再洗患处,每日 1 次。

3. 药物敷灸

取芒硝、黄柏适量,其比例为:未溃破者,芒硝用量大于黄柏 1 倍;已溃破者,黄柏用量大于芒硝 1 倍。两药共研为极细末,以冰水或雪水调如糊膏状,敷于患处。每日换药 1 次。

(二)古代验方

足跟红肿冻疮,取左足趾面后跟赤白肉际骨下,刺入 3 分,

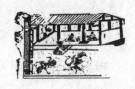

弹针出血,可灸21壮(《证治准绳》)。

六、鸡 眼

鸡眼,是指足底或足趾间深入到皮下或肌肉处的肉刺,因其根陷肉里,状如鸡眼故名。中医称此为"鸡眼"或"肉刺"。本病初起足底或足趾间皮肤增厚,表面为黄白色,疼痛不甚,继则根陷肉里,坚硬如钉,呈圆形,状如鸡眼,由于疼痛较甚,以致步履难行。本病多因长途步行,鞋不适足,使足底或足趾间长时间摩擦、挤压致使皮肤受伤,气血受阻,日久而成。

(一)民间灸法

1. 艾火灸

先用温热水浸泡患处15分钟左右,使鸡眼角质软化,然后用毛巾拭净水,将艾条燃着的一端,靠近患处灸烤,使患处略有热痛感觉,灸至皮肤红润为度,一般灸20分钟左右。每日1次,7次为1个疗程。

2. 着肤灸

鸡眼局部常规消毒后,用小刀(已消毒)将硬皮削去,不必过深,以不出血为度。取艾炷置鸡眼上施灸,艾炷着肤面积与鸡眼大小相等,每次灸1~3壮。灸后局部呈黑色坚硬的痕迹,一般约15天左右黑色坏死组织可自行脱落。如鸡眼脱落后,其根脚未净,可涂搽质量浓度为50克/升(5%)的浓碘酒,一日数次,3~5天即可脱净。

3. 蓖麻子灸

先以温水浸泡鸡眼患处,将其周围角质层浸软,用小刀剥去硬皮,然后用铁丝将蓖麻子串起置火上烧,待烧去外壳出油时,即趁热直接按在鸡眼上。

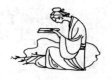

4. 鸦胆子敷灸

将鸦胆子研为细末,贮瓶备用。先将患处放入温水中浸泡,然后用刀削去鸡眼局部的角化硬皮,取胶布一块,中间留一孔(略小于角化硬皮),套在鸡眼上,最后取上药适量放入孔内,上盖胶布固定。每4～5日换敷1次,3次为1个疗程。

七、寻常疣

寻常疣,俗称刺瘊,是由病毒引起的良性赘生物,多见于儿童及青年。寻常疣表现为坚硬、表面干燥粗糙的疣赘状物,由绿豆至豌豆大不等,多发于指背、手背、腕、足缘、面部及头皮等处。中医认为,本病属"千日疮"、"疣疮"等病证范畴,多由风邪搏于肌肤,或血虚血燥所致。

(一)民间灸法

1. 艾火灸

患部常规消毒,以质量浓度为10克/升(1%)的普鲁卡因局部麻醉2～3分钟后,置小艾炷(同疣体大小相等)于疣的顶端,点燃施灸。连灸3壮,一般3天后疣子自行脱落,局部不留疤痕。

2. 香火灸

右手执笔式持燃着的香,将香火头对准疣的顶端表面,直接进行灸灼,待患者感觉局部灼热时,移动香火灸灼的位置。如此反复灸灼,有时可有"噼叭"的声音。在灸灼中,可见疣的顶端陷下,而致焦硬。直至香火头侧一点触到疣的表面,患者便觉有热时为止。灸后1～2天内,如疣周围健康皮肤被灼,应避免着水或擦破,以免化脓。

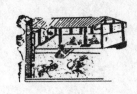

3. 鸦胆子仁敷灸

取鸦胆子仁适量,捣如泥膏状。可先用胶布剪一圆洞与疣体同大,套住疣体以保护周围皮肤,然后将鸦胆子泥敷于疣体,上盖纱布,胶布固定。每次敷灸 1 天。

(二)古代验方

1)身面赘疣,当疣上灸 3 壮即消,亦有只灸 1 壮,以水滴之自去(《神灸经纶》)。

2)赘疣诸痣灸奇穴,更灸紫白二癜风,手之左右中指节,屈节尖上宛宛中(《医宗金鉴》)。

第六节　五官科病证

一、睑腺炎

睑腺炎亦称麦粒肿,俗称针眼、偷针。本病主要症状在于眼睑发生硬结,形如麦粒,痒痛并作。中医认为,本病是因外感风热,或过食辛辣炙煿等物,致使脾胃湿热上攻于目,热毒壅阻于眼睑皮肤经络之间,发为本病。

(一)民间灸法

1. 灯火灸

在患者胸椎两旁及肩胛附近寻找皮肤异常点,即反应点。其形如粟粒,红色或棕褐色,如果未找到皮肤反应点则灯火灸相当于膏肓穴部位。病人反坐在靠椅上,暴露背,选好部位,常规消毒后,取灯心草一段,蘸以香油或其他植物油约 1 厘米,点燃后,对准穴位迅速爆灸,此时常可听到"啪"的一声响,叫做一燋。灸处有小块灼伤应保持清洁,防止感染。一般于 5 天左右灸处

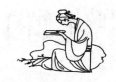

结痂开始脱落,每穴只灸 1 燋,间隔 4 ~ 5 天灸治一次。

2. 隔核桃壳眼镜灸

核桃壳眼镜制作方法详见第一章第二节中本灸法。

施灸前先将核桃壳放入开水浸泡的菊花液中 10 ~ 20 分钟,取出后将核桃壳半圆球面朝外,套在患侧眼镜圈内给患者带上。患侧灸架上插 3 厘米艾条,点燃施灸。每日灸 1 次,每次灸 2 段,以患处有温热感为宜,过烫可调节眼镜框与眼的距离,注意防止艾灰落于面部。无硬结形成的早期麦粒肿,一般施灸 1 ~ 3 次可愈。

(二)单穴灸法

1. 香火灸

取素髎穴,将香点燃,对准穴位,迅速点灸,然后再快速离开穴位。轻者一般灸后一天即愈。

2. 着肤灸

1)取双侧二间穴,以米粒大小艾炷灸 3 ~ 5 壮,灸时需使每炷艾火自然熄灭,不可用手按压。麦粒肿未成脓者,施灸 1 次即可肿消痛止;肿大成脓者,施灸 1 次脓即溃出,一般 2 次可获愈。若兼目赤痛者,可于灸二间穴后,再点刺患侧太阳穴,令其出血数滴,以助泄热之力。

2)取后溪穴,用艾绒捏成麦粒大的艾炷,取左灸右,取右灸左之法,在穴位上行直接灸,待艾炷烧为灰烬,再加 1 ~ 2 炷,连续灸至 3 壮为止。一般患者,施灸 1 次可愈;反复发作者,施灸 2 次后可根治。

二、结膜炎

结膜炎(急性期),俗称"红眼"或"火眼",根据其临床症状,

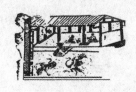

中医有"风热眼"、"天行赤眼"等名称。好发于春夏秋季,临床表现为目睛红赤、畏光、流泪、异物感等。本病多因外感风热之邪,致经气阻滞,火郁不宣;或因肝胆火盛,循经上扰,以致经脉闭阻,血壅气滞而成。

(一)民间灸法

1. 艾火灸
取穴:合谷、风池、太阳、少商。

灸法:艾条悬灸,每次每穴5~15分钟,每日1次。

2. 毛茛敷灸
取鲜毛茛草适量,与食盐少许共捣如膏状,制成黄豆大或绿豆大药丸数粒,备用。敷灸时取药丸1粒,敷于少商或合谷穴处,待局部起泡后将药丸去掉,水泡不必挑破。左眼患病敷右侧穴位,右眼患病敷左侧穴位,双眼患病两侧穴位均取。

(二)单穴灸法

量眼灸
取穴:量眼穴。患者端坐,患眼疾同侧上肢曲肘关节至170°~180°,然后手臂往下往后举,肘部贴于同侧的头侧部,肘关节位于肩上方,前臂过肩部,尽量往同侧背下部伸,中指旁开脊柱2横指,中指的尽头即为此穴(相当于心俞、督俞穴)。若两眼同时受病,则两手同时量取。施灸时艾条悬灸,每次灸5~10分钟,以灸至局部皮肤中度红润为度,每日灸治1次。

(三)古代验方

1)合谷治阳明热郁,赤肿翳障,或迎风流泪,灸7壮。大抵目疾多宜灸此,永不再发也(《景岳全书》)。

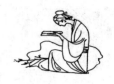

2)目风痒赤痛,灸人中近鼻柱2壮,仰卧灸之(《千金方》)。

三、过敏性鼻炎

过敏性鼻炎,又称变态反应性鼻炎,是身体对某些过敏原敏感性增高而出现以鼻黏膜水肿、黏液腺增生、上皮下嗜酸细胞浸润为主的一种异常反应。临床以阵发性鼻痒、痉挛性喷嚏、鼻塞及大量清水涕、嗅觉障碍等为主要表现,常在晨起时发作。本病属中医"鼻鼽"范畴,多因肺气亏虚,卫气不固,外感风寒之邪所致。

(一)民间灸法

1. 艾火灸

取穴:迎香、印堂、肺俞、合谷、大椎。

灸法:艾条悬灸,每次每穴10~25分钟,每日2次,10次为1个疗程。

2. 斑蝥敷灸

斑蝥炒酥,不拘多少,研末过筛,装瓶备用。用时,取1平方厘米胶布一块,中间剪好黄豆大圆孔,对准穴位贴在内关或印堂穴处,然后置少许药粉于穴上,再用稍大胶布一块盖在原胶布上。24小时后,揭去胶布,可见穴位表皮上出现水泡,不需处理。一次不愈者,1周后重复使用。

(二)单穴灸法

1. 百会灸

取百会穴,点燃艾条一端,采用雀啄灸,一上一下移动,一般施灸15~20分钟为1次,每日2次,10天为1个疗程。

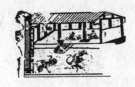

2. 肺俞灸

取肺俞穴,用点燃的艾条,在肺俞穴烘烤,待局部感到温热为止,约30分钟,每日2次,治疗5日为1个疗程。

(三)古代验方

1)鼻塞,囟会、上星、风门。囟会一穴自7壮至77壮,灸至4日渐退,7日愈(《神灸经纶》)。

2)鼻流清涕浊涕,灸上星14壮,清补浊泻(《医学纲目》)。